BRUSTVERGRÖSSERUNG

BRUSTVERGRÖSSERUNG

Edvin Turkof & Elis Sonnleitner

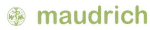

BIBLIOGRAFISCHER NACHWEIS

Hinweis

In diesem Buch findet der/die LeserIn Informationen und Ratschläge, die von den Autoren nach bestem Wissen und Gewissen ausgewählt wurden. Es muss jedoch klar sein, dass die Lektüre des Buches die medizinische Betreuung nicht ersetzen kann. Aus diesem Grund lehnen die Autoren und der Verlag jede Haftung für jede Art von Schäden ab, die sich nach dem Gebrauch oder dem fehlerhaften Gebrauch der in diesem Buch beschriebenen Hinweise und Operationsmethoden ergeben. Ebenso wird festgehalten, dass alle fotografischen Abbildungen ohne Ausnahme von PatientInnen stammen, die Univ.-Prof. Dr. Turkof operiert hat und dass die Ergebnisse nicht nachbearbeitet wurden. Univ.-Prof. Dr. Turkof stellt ebenso fest, dass die Bilder zur Aufklärung des Laienpublikums dienen und reguläre Operationsergebnisse darstellen. Keinesfalls soll der Eindruck vermittelt werden, dass solche Ergebnisse von anderen Operateuren nicht zu erzielen sind.

Bibliografische Information der Deutschen Nationalbibliothek
Die Deutsche Nationalbibliothek verzeichnet diese Publikation in der Deutschen Nationalbibliografie; detaillierte bibliografische Daten sind im Internet über http://dnb.d-nb.de abrufbar.

Copyright © 2008 Wilhelm Maudrich Verlag, Wien
Verlag für medizinische Wissenschaften

Design und Satz: Büro X, Wien
Illustrationen: Helmut Dolznig
Fotos: Klaus Vyhnalek (AutorInnen), Edvin Turkof (PatientInnen)
Schutzumschlag (Foto): © Shutterstock Images LLC
Cover (Gemälde): Pompeo Girolamo Batoni, Venus zeigt Aeneas die Waffen des Vulkan
© Sammlungen des Fürsten von und zu Liechtenstein, Vaduz – Wien
Beratung: Mensalia GmbH, Wien
Druck: Holzhausen Druck + Medien, Wien
Printed in Austria

Wir bedanken uns sehr herzlich beim Liechtenstein Museum, Wien
für die Bildlizenzen unserer Cover.
www.liechtensteinmuseum.at

ISBN 978–3-85175–890–0

„DER ZAUBER, DER MIT DER ERFINDUNG UND VERBREITUNG
DES GROSSEN SPIEGELS INS LEBEN GERUFEN WURDE,
BESCHERT UNS AM ENDE DIE ÄSTHETISCHE CHIRURGIE.

DEN EINEN, DEN APOKALYPTIKERN UNTER UNS,
ERSCHEINT DIES ALS MONSTRÖSE ENTWICKLUNG,
ALS WEITERES INDIZ FÜR DEN VERFALL DER „WAHREN"
WERTE ABENDLÄNDISCHER KULTUR;

DIE ANDEREN, DIE INTEGRIERTEN,
MEIST WENIGER THEORETISCH BESCHLAGEN,
REALISIEREN INZWISCHEN DIE NEUEN
MÖGLICHKEITEN DER LEBENSGESTALTUNG
MIT UNBEFANGENER LEICHTIGKEIT.

GIBT ES EIN KRITERIUM,
DAS ZWISCHEN BEIDEN POSITIONEN VERMITTELT?
PASOLINIS ANTWORT AUF DIESE FRAGE LAUTET: GLÜCK.

„DAS WAS WIRKLICH ZÄHLT — IST DAS ETWA NICHT DAS GLÜCK?
WOFÜR MACHT MAN DENN DIE REVOLUTION
(UND SEI ES BLOSS EINE SCHÖNHEITSREVOLUTION, ANM. D. VERF.),
WENN NICHT UM GLÜCKLICH ZU SEIN?"

Otto Penz, „Schönheit des Körpers", 1995

CURRICULA VITAE

EDVIN TURKOF

Univ.-Prof. Dr. Edvin R. Turkof, geboren 1956 in
Wien, promovierte 1982 in Wien zum Doktor der
Medizin. Facharztausbildung an der Abteilung
f. Plastische und Rekonstruktive Chirurgie am
AKH-Wien (Prof. H. Millesi). Habilitation 1996.
1997 Ernennung zum außerordentlichen Universi-
tätsprofessor. 1997 Eröffnung der Privatordination,
Arbeitsschwerpunkte Ästhetische Chirurgie,
Chirurgie der peripheren Nerven, Brustchirurgie
und Mikrochirurgie.

Zahlreiche wissenschaftliche Projekte und Publikationen im In- und Ausland (USA, Ägypten, Ukraine,
Indien, Nepal). Billroth-Preis der Österreichischen
Ärztekammer, Peat-Prize der Indischen Gesellschaft
für Plastische Chirurgie.

Setzen innovativer Akzente in der Ästhetischen
Chirurgie durch intensive Fortbildung bei
internationalen Größen in Chicago, Lissabon,
Montpellier, Paris, Brüssel, München, Garmisch
Partenkirchen, Tel-Aviv, Bombay. 1999 Einführung der vibrationsassistierten Fettabsaugung
in Wien, 2002 der Tränensack- und Augenring-
korrektur mit der Fettumschlagsplastik, 2006
des Midfaceliftings.

Seit 2002 Lehrvorträge über ästhetisch-chirurgische
Operationstechniken auf internationalen Kongressen
und Workshops.

ELIS SONNLEITNER

Mag.ª phil. Elis Sonnleitner, geboren 1977 in
Villach, ist akademisch ausgebildete Übersetzerin
und Dolmetscherin. Studium am Zentrum für Trans-
lationswissenschaft der Universität Wien sowie
an der DCU Dublin (Abschluss April 2005). Kern-
arbeitsbereiche stellen neben dem Übersetzen vor
allem Textproduktion und Textoptimierung dar.

Elis Sonnleitner schreibt, lebt und arbeitet in Wien.

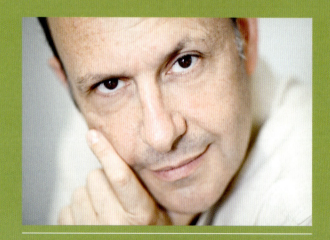

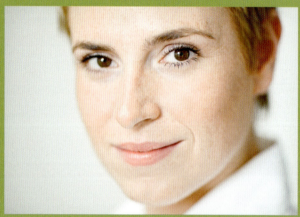

LIEBE LESERINNEN UND LESER

Seitdem Internet, Boulevardpresse, Radio und Fernsehen immer häufiger über „Schönheitschirurgie" berichten, sind wir mit dem Problem konfrontiert, dass Ratsuchende mit halbrichtigem Wissen in die Ordination kommen und Operationen wünschen, deren Zweckmäßigkeit und Realisierbarkeit nicht immer gegeben sind.

Ebenso finden sich regelmäßig Medienberichte über so genannte „neue" oder „vereinfachte" Eingriffe, deren Effektivität seitens des/r RedakteurIn nicht geprüft wurde. Weder kann ein korrektes Facelifting in der Mittagspause durchgeführt werden, noch ist es vertretbar, eine Brustvergrößerung mit Implantaten in örtlicher Betäubung durchzuführen; mit Botox wird nichts „unterspritzt" und die Fett-weg-Spritze kann eine Fettabsaugung nicht ersetzen.

Bagatellisierende oder schlichtweg falsche Berichterstattung führt zu Fehlinformationen und gefährlicher Unterschätzung der gewünschten Operation: ein ästhetischer Eingriff darf keinesfalls verharmlost werden.

Ich versuche meine PatientInnen umfassend aufzuklären, weil dies für mich die Voraussetzung für das Vermeiden böser Überraschungen und falscher Erwartungen ist. Das schulterklopfende „Das machen wir schon …" ist nicht meine Form der Beratung.

Das vorliegende Buch soll Ihnen allgemein verständliche, nachvollziehbare und anschauliche Information übermitteln.

Wir hoffen, dass der Umfang des Buches Sie nicht abschreckt, sondern vielmehr dazu beiträgt, alle wichtigen Fragen zu beantworten. Je besser PatientInnen über eine ästhetisch-chirurgische Operation Bescheid wissen, umso sicherer finden sie den geeigneten Arzt.

Ästhetische Chirurgie ist fast nie medizinisch indiziert, daher betrachte ich meine Tätigkeit in erster Linie als Dienstleistung. Exzellentes Service ist unerlässlich, Korrekturen von woanders misslungenen Eingriffen stellen keine Belastung, sondern eine Herausforderung dar, 24-stündige Erreichbarkeit nach einer Operation ist selbstverständlich.

Wir hoffen, dass dieses Buch für Sie interessant und informativ ist.

Edvin Turkof & Elis Sonnleitner

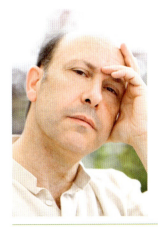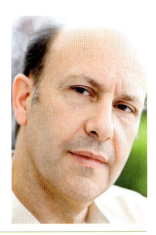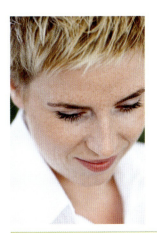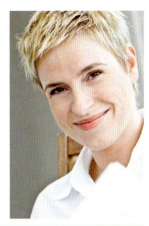

INHALT

HERZENSANGELEGENHEIT

Es ist mir eine Herzensangelegenheit …
Ihnen, liebe Leserinnen & Leser neben dem medizinischen Fachteil auch einen
Einblick in das Berufsbild des Plastischen Chirurgen zu geben und Ihnen einige
wichtige Hintergrundinformationen zu vermitteln.

Wie wird man in Österreich Plastischer Chirurg?

Die Berufsbezeichnung lautet „Facharzt für Plastische, Ästhetische und Rekonstruktive Chirurgie", das Fach ist in Österreich seit 1988 eigenständig. Davor war die Plastische Chirurgie lediglich ein Zusatzfach der Allgemeinchirurgie. Die Facharztausbildung dauert sechs Jahre. Fast immer muss man jahrelang warten, bzw. bereits während des Studiums wissenschaftlich arbeiten, um einen der äußerst begehrten Ausbildungsplätze zu bekommen.

Was lernt man in der Ausbildung zum Plastischen Chirurgen?

Die Plastische Chirurgie weist den umfangreichsten Operationskatalog aller chirurgischen Fächer auf. Die Facharztausbildung beinhaltet folgende Teilgebiete:

1. Rekonstruktive Chirurgie
2. Mikrochirurgie
3. Handchirurgie
4. Chirurgie der peripheren Nerven
5. Verbrennungschirurgie (-behandlung)
6. Ästhetische Chirurgie

1. Rekonstruktive Chirurgie
   Die Rekonstruktive Chirurgie behandelt u.a. Gewebedefekte, die durch Verletzungen oder Operationen entstanden sind. Typische Beispiele sind Unterschenkelbrüche nach Motorradunfällen, bei welchen Haut und Muskel verloren gehen und der Knochen freiliegt, oder Brustkrebs, wenn die erkrankte Brust entfernt werden muss. In beiden Fällen „rekonstruiert" der Plastische Chirurg, in dem er von einer anderen Körperregion Gewebe entnimmt und damit den Substanzdefekt deckt (Lappenplastik).

2. Mikrochirurgie
   Wenn der Eingriff die Zuhilfenahme eines Operations-Mikroskops erfordert, spricht man von Mikrochirurgie. Sie wird in der Plastischen Chirurgie u.a. bei der Naht von durchtrennten Nerven oder Gefäßen mit kleinem Durchmesser eingesetzt, wie beispielsweise beim Wiederannähen eines abgetrennten Fingers. Der Durchmesser des Nahtmaterials beträgt etwa ein hundertstel Millimeter (0,01 mm). Zur Erlernung der dafür notwendigen Fingerfertigkeit wird monatelang an Ratten geübt.

3. Handchirurgie
   Die Handchirurgie umfasst alle Operationen an der Hand. Dazu gehören Korrekturen von angeborenen Missbildungen, Wiederherstellung von Gelenken, Versorgung von Verletzungen, aber auch die Behebung von Engpasssyndromen (Carpaltunnelsyndrom – CTS, Loge de Guyon), Dupuytren'sche Kontraktur, Trigger Finger u.v.m.

4. Chirurgie der peripheren Nerven
   Dieses Teilgebiet der Plastischen Chirurgie ist Prof. Hanno Millesi zu verdanken, der im Übrigen zum heutigen Zeitpunkt noch immer aktiv ist und die Nervenchirurgie zu seinem Lebenswerk gemacht hat. Die Chirurgie der peripheren Nerven betrifft alle Nerven, die außerhalb des Schädels und des Rückenmarks liegen.

5. Verbrennungschirurgie (-behandlung)
   Der Plastische Chirurg übernimmt die Erstbehandlung, die Intensivtherapie und alle notwendigen Folgeeingriffe. Zunächst wird die verbrannte Haut entfernt und durch Spalthaut oder labortechnisch gezüchteter Eigenhaut ersetzt. Nach Abheilung übernimmt der Plastische Chirurg die Korrektur bewegungseinschränkender und unschöner Narben.

6. Ästhetische Chirurgie
   Die Ästhetische Chirurgie umfasst alle Operationen, die der Verbesserung des Aussehens dienen. Diesem Teilgebiet der Plastischen Chirurgie ist dieses Buch gewidmet.

Sind Plastische Chirurgen also Alleskönner?

Natürlich kann ein Plastischer Chirurg unmöglich alle Teilgebiete perfekt beherrschen. Wir erhalten während der Ausbildung eine solide Basis aller Teilgebiete und werden dadurch mit dem notwendigen Rüstzeug ausgestattet, bei allen plastisch-chirurgischen Problemstellungen zu entscheiden, ob wir selber eingreifen können oder einen besser spezialisierten Kollegen hinzuziehen.

Rechtliche Aspekte zur Berufsbezeichnung

Die Bezeichnungen „Schönheitschirurg", „kosmetischer Chirurg", „ästhetischer Chirurg", „Arzt für kosmetische Chirurgie", „Arzt für Schönheitschirurgie" usw. sind in Österreich und auch in vielen anderen Ländern rechtlich nicht geschützt und können somit von jedem Facharzt oder von jedem Allgemeinmediziner (praktischer Arzt) geführt werden. Alle genannten Bezeichnungen sagen also nichts darüber aus, ob tatsächlich die Ausbildung zum Plastischen Chirurgen absolviert wurde. Nur wer diese Ausbildung absolviert hat, darf sich „Facharzt für Plastische, Ästhetische und Rekonstruktive Chirurgie" nennen.

„World Academy of Cosmetic Surgery" – Haben Sie solche Zeugnisse schon einmal in einer Ordination gesehen?

Viele Kollegen betreiben ästhetische Chirurgie, ohne die Ausbildung zum Plastischen Chirurgen absolviert zu haben. Dieser Umstand ist mittlerweile auch Laien bekannt, und langsam hinterfragen PatientInnen (leider immer noch zu wenige) die fachliche Qualifikation von „ästhetischen Chirurgen". Besonders geschäftstüchtige Plastische Chirurgen kamen auf die zweifelhafte Idee, Vereine mit wohlklingenden Namen zu gründen („World Academy of Cosmetic Surgery", „European Academy of Cosmetic Surgery" usw.). In weiterer Folge wurden teure Kongresse mit Kursen organisiert, auf welchen bekannte (eingeladene) Plastische Chirurgen Lehrvorträge abhielten. Die Kongress-Teilnehmer erhielten nach Abschluss einer lachhaften Prüfung ein „Zertifikat", das den „erfolgreichen Abschluss des Kurses über ästhetische Chirurgie" bescheinigt (selbstverständlich wurden hohe Prüfungsgebühren eingehoben). Diese und ähnliche Zertifikate sind in zahlreichen Ordinationen zu bewundern.

Auch ich folgte 2002 unbedarft einer solchen Einladung. Als ich bei der „Zeugnisverteilung" die Zusammenhänge begriff, wurden meine geäußerten Bedenken von den Veranstaltern wie folgt abgetan (Originalzitat): „Mach Dir keine Sorgen, wenn die unseren Kongress besuchen, werden sie niemals Plastische Chirurgie betreiben …". Es war ihnen natürlich einerlei, dass mit den ausgestellten Zertifikaten Missbrauch betrieben wird.

Die einzigen ernst zu nehmenden Zeugnisse sind Teilnahme- und Mitgliedsbestätigungen, die von approbierten nationalen oder internationalen Fachgesellschaften unterzeichnet sind. Im Zweifelsfall erkundigen Sie sich bei der Ärztekammer über den Veranstalter oder die Gesellschaft (ist auf dem Zeugnis vermerkt). Das ist zwar mühsam, kann sich aber unter Umständen sehr bezahlt machen!

Ist jeder Plastische Chirurg auch ein guter Ästhetischer Chirurg?

Kein Arzt kann das gesamte Spektrum dieses Fachgebietes beherrschen. Außerdem besteht während der ästhetisch-chirurgischen Ausbildung oft Patientenmangel. Die Krankenkassen übernehmen äußerst selten die Kosten ästhetisch-chirurgischer Eingriffe, weshalb in den Ausbildungsspitälern grundsätzlich zu wenige Eingriffe durchgeführt werden können. Dennoch ist es die einzige Facharztausbildung, in welcher die Gesamtheit aller ästhetisch-chirurgischen Eingriffe integraler Bestandteil des Ausbildungskataloges ist. Wer nun besonderes Interesse an der ästhetischen Chirurgie hat, bemüht sich und bildet sich in nationalen und internationalen Kursen weiter.

Gelegenheit dazu gibt es zur Genüge: Die Österreichische Gesellschaft für Plastische, Ästhetische und Rekonstruktive Chirurgie veranstaltet zur Qualitätssicherung unserer Berufsgruppe regelmäßig Kurse. Hier wird sichergestellt, dass lediglich Mitglieder unserer Berufsgruppe teilnehmen dürfen.

Wie findet der Ratsuchende „seinen" Plastischen Chirurgen?

Am Wichtigsten ist die Qualität des Beratungsgesprächs: Der Ratsuchende muss das Gefühl bekommen, dass wirklich alle Fragen beantwortet werden. Weitere Gespräche sollten problemlos möglich sein. Die Operation sollte anhand von Bildern, Schemata und Ergebnissen erklärt und jeder Schritt begründet werden. Vergleichendes Bildmaterial unterstreicht die Erfahrung des Operateurs. Holen Sie nach dem ersten Beratungsgespräch zumindest eine zweite, am besten sogar eine dritte Meinung ein, und vergleichen Sie die Qualität der Beratungsgespräche. Die dabei entstehenden Zusatzkosten sind zweifellos gut investiert. Bei unverhältnismäßig niedrigen OP-Kosten ist Vorsicht geboten. Ihr Arzt sollte für Sie nach der Operation 24 Stunden lang erreichbar sein. Natürlich sollte auch die „Chemie" stimmen, aber dies ist leider kein Qualitätskriterium. Vertrauen Sie lieber auf Fakten.

Heutzutage hilft das Internet vielen Ratsuchenden, ihren Arzt zu finden. Es gibt zahlreiche Foren, in welchen operierte PatientInnen offen über ihre Erfahrungen berichten. Man bekommt recht schnell ein Gefühl für authentische und gefakte Postings (leider beschäftigen manche Ärzte bezahlte Meldungsschreiber).

Inserate, Flyer, redaktionelle Beiträge ... Was ist davon zu halten?

Ärzte leben von ihrem Ruf. Reputation kann aber auch beeinflusst werden, unter anderem durch die Medien. In Österreich war Werbung für Ärzte bis vor einigen Jahren verboten. Vor allem die Veröffentlichung von Vorher-Nachher-Fotos wurde von der Standesführung als marktschreierisch angesehen und war daher strikt untersagt.

Seit dem Beitritt Österreichs zur EU dürfen Ärzte werben und auch Vorher-Nachher-Fotos veröffentlichen, sofern sie nicht marktschreierisch verwendet werden. Inserate sind nach Presserecht klar gekennzeichnet, und der Leser sollte Einschaltungen als legitimes Mittel verstehen, in unserer Gesellschaft auf sich aufmerksam zu machen. Wichtig zu wissen ist in diesem Zusammenhang, dass die Medien nicht verpflichtet sind, den Inhalt der Inserate zu überprüfen. Wenn also ein Arzt in einer Zeitung ein Inserat in der Rubrik „Schönheitschirurgie" schaltet, sagt das nichts über sein Fach aus. Das gilt insbesondere für die zahlreichen „Beauty-Guides", in welchen „die besten Ärzte" jedes Faches in bezahlten Kurzberichten vorgestellt werden. Ich habe mit diversen Herausgebern wiederholt ergebnislose Gespräche geführt, weil in der Rubrik „ästhetische Chirurgie" sowohl fachfremde Kollegen als auch praktische Ärzte inserieren konnten, ohne dass deren eigentliches Fachgebiet vermerkt worden wäre. Der Leser sollte sich daher immer nach der fachlichen Qualifikation des Chirurgen seiner Wahl erkundigen!

Darüber hinaus gibt es so genannte „redaktionelle Beiträge". Ein Arzt, der (kostenintensiv) inseriert, erhält als Bonus oft die Gelegenheit, einen redaktionell gehaltenen Artikel zu platzieren. Es erscheint ein Bericht, der kein journalistisch recherchierter Artikel ist und der den Leser eigentlich ein wenig täuscht, weil er den Deckmantel journalistischer Recherche umgehängt hat. Zwei Merkmale kennzeichnen solche „redaktionellen" Beiträge: wenn über einen bestimmten Arzt immer wieder in derselben Zeitung (Zeitschrift) berichtet wird und wenn ausschließlich dieser Arzt im Artikel Erwähnung findet. Bei korrekt recherchierten Artikeln werden zumeist zwei oder mehrere Protagonisten zitiert.

Nur die seriöse Medienberichterstattung sollte ernst genommen werden!

OPERATIONEN IM AUSLAND

Sparwillige sollten sich vor einer Operation im Ausland unbedingt nachstehende Fragen stellen:

- Wie kann die fachliche Qualifikation des Arztes überprüft werden?
- Weist das Spital ein adäquates Komplikationsmanagement auf?
- Wie steht es um die Erreichbarkeit des Operateurs nach dem Eingriff?
- Was passiert, wenn zu Hause Fieber, starke Schmerzen oder Nachblutungen auftreten?
- Wo und durch wen erfolgt die Nachbehandlung?
- Wer haftet für ein unbefriedigendes Operationsergebnis?
- Wer trägt die Kosten für etwaige Korrekturen?

Mit dem EU-Beitritt der Nachbarländer hat sich das Preisgefälle mittlerweile verringert, und der Medizintourismus hat abgenommen. Ich empfehle jedem Menschen, eine Operation dort durchzuführen, wo er zu Hause ist, auch wenn es teurer ist.

INTERVIEW

Prof. Turkof, wie lange sind Sie schon plastischer Chirurg?

Das Fach habe ich seit 15 Jahren und medizinisch tätig bin ich seit 1982, das sind jetzt 26 Jahre, also doch schon eine ganze Weile.

Was war Ihre Motivation plastischer Chirurg zu werden?

Generell muss man das sehr wollen, weil es sich um ein Fach handelt, das man sehr schwer bekommen kann. Für mich gab es zwei Ansätze: Ich wollte immer schon mit meinen Händen arbeiten und hatte das Gefühl, dass ich über das notwendige Geschick verfüge. Ich war auch sehr froh, nicht um das Leben meiner Patienten kämpfen zu müssen, das unterscheidet meinen Beruf grundlegend von Internisten oder Onkologen.

Daraus schließe ich, dass Ihnen Ihr Beruf nach wie vor Spaß macht?

Besonders, und eigentlich jedes Jahr mehr. Das Schöne an dem Job ist, dass man jedes Jahr besser wird und das Tragische, dass man dann, wenn man am allerbesten ist, abtreten muss, weil einfach das Altwerden nicht mehr mitspielt.

Wie finde ich den besten Arzt, nach welchen Kriterien kann ich gehen?

Wichtig ist, dass man einen Operateur findet, von dem man annehmen kann, dass er den Eingriff sicher nicht zum ersten Mal macht, den Eingriff nicht als Routine abspult und der genau überlegt, was er tut, wann er es tut, wie er es tut.

Man muss Ihnen Bilder zeigen von Operationen, damit Sie auch ein Gefühl dafür bekommen, wie jemand operiert, man muss jeden Operationsschritt erklären und begründen. Es ist wichtig, dass Ihnen der Arzt nicht das Gefühl vermittelt, dass Sie die Operation sofort machen sollen, sondern Ihnen die nötige Zeit gibt. Die Chemie sollte stimmen.

Wichtig ist auch das Service in unserem Bereich, ein Arzt sollte für Sie nach der Operation immer erreichbar sein, damit Sie sich, wenn Sie ein Problem haben, sofort an ihn wenden können.

Ich nehme für mich in Anspruch für meine Patienten nach der Operation 24h am Handy erreichbar zu sein.

Wie kann ich sichergehen, dass der Arzt kein Pfuscher ist, man wird ja doch mit einigen Horrorgeschichten konfrontiert?

Es gibt leider keine Garantie, weil auch der Beste einmal Pech haben kann. Es gibt aber gewisse Sicherheitskriterien: Der Arzt sollte in der Stadt sein, wo Sie leben, das spricht einmal gegen den Operationstourismus im Ausland, wobei das nicht heißt, dass ausländische Kollegen schlecht operieren. Es hat aber klare Nachteile – wenn etwas passiert, müssen Sie wieder zurückfahren, wer übernimmt die Haftung, wie schaut die Rechtsfrage aus etc.

Weiters soll in einem Krankenhaus operiert werden, wo ein perfekter OP und ein perfektes Komplikationsmanagement gewährleistet sind. Die meisten Kollegen, die sich in der ästhetischen Chirurgie etabliert haben und einen guten Namen haben, scheinen in den einschlägigen Internetforen schon auf. Da kann man sich ganz gut schon auf das Internet verlassen.

Ab welcher Altersgruppe und bis in welches Alter kann operiert werden?

Bei einer Brustvergrößerung würde ich sagen ab 18, 19, 20 und nach oben hin denke ich, gibt es kein Limit, denn wenn jemand den Körper hat, die geistige Einstellung dazu hat und medizinisch und psychisch nichts dagegen spricht, ist gegen eine Brustvergrößerung auch bei einer älteren Dame nichts einzuwenden.

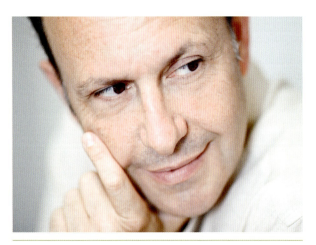

Sprich unter 18 Jahren ist eine Brustvergrößerung schwer vertretbar?

Ja, würde ich sagen. Die Dame sollte doch ausgewachsen sein, die Pubertät sollte abgeschlossen sein, Größenwachstum, Brustwachstum. Vor dem 18. Lebensjahr sehe ich nicht wirklich eine dringende Indikation.

Gibt es am Markt neben den Silikonimplantaten auch noch andere Alternativen?

Es hat eine Zeit lang die Diskussion gegeben, ob silikongelgefüllte Implantate gefährlich sind oder nicht, und in Amerika waren silikongelgefüllte Implantate eine Weile verboten, das hat 2006 aufgehört.

Jetzt gibt es eigentlich überall auf der Welt Implantate mit Silikongel, sie sind sowohl in ihrer Qualität als auch in der Haptik und Praktikabilität das Beste. Andere Füllsubstanzen wie Sojaöl oder Stärkegel wurden vom Markt genommen, weil sie echte Probleme gemacht haben. Es gibt aber nach wie vor kochsalzlösungsgefüllte Implantate, die aber nicht so natürlich sind. Also vom Inhalt ist es State of the Art silikongelgefüllte Implantate mit kohäsiver Gelsubstanz zu verwenden. Kohäsiv bedeutet, dass das Implantat, wenn es beschädigt wird, nicht ausrinnt. Von der Oberflächenbeschaffenheit gibt es glatte und texturierte, also mit einer pelzigen Oberfläche. Die pelzige Oberfläche wird deshalb verwendet, weil es Studien gibt, die belegen, dass sie die Gefahr einer Kapselfibrose etwas herabsetzt.

Was ist eine Kapselfibrose?

Das ist eine mögliche Komplikation nach einer Brustvergrößerung. Es bildet sich um das Implantat herum eine Bindegewebshülle, die im Idealfall reaktionslos, weich und zart bleibt und nicht tastbar ist. Es kann aber vorkommen, dass diese Kapsel ganz dick und hart wird und das Implantat verformt und mitunter auch wehtut. Dann muss man operieren. Und daher das Streben in der medizinischen Forschung, diese Kapselfibroserate mit allen erdenklichen Mitteln zu reduzieren. Und daher auch der Weg der texturierten Oberflächen. Es ist aber nicht eindeutig bewiesen, es spricht nur sehr viel dafür.

Wie viel größer kann man eine Brust machen?

Das Grundprinzip ist einfach: Je kleiner der Busen, umso weniger kann, bzw. sollte man ihn vergrößern, unter der Voraussetzung, dass man ein natürliches Ergebnis anstrebt. Fast alle meiner Patientinnen möchten, dass man die Operation als solche nicht erkennt. Eine Voraussetzung für die Realisierung dieses Zieles ist, dass die vorhandene Brust das Implantat vollständig ummantelt, damit man keine Kante sieht. Wenn der Busen also sehr sehr klein ist, dann kann man kein Implantat nehmen, das sehr groß ist, weil dann die Ummantelung mit Weichteilen nicht gewährleistet ist.

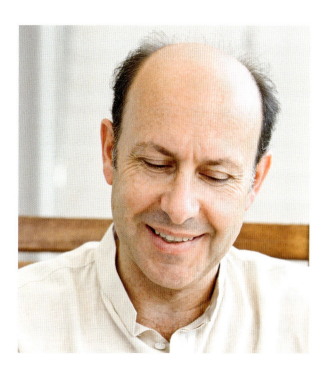

Können Implantate verschieden geformt sein?

Was die Form betrifft, gibt es seit 1963 runde Implantate, seit 1994 gibt es auch sogenannte anatomische Implantate, das sind tropfenförmige Implantate, die geschaffen wurden, um mehr der weiblichen

Brustform zu entsprechen. Eine weibliche Brust ist ja keine Semmel, sondern auch bei einer jungen straffen Brust schaut es meistens so aus, dass der Teil, der oberhalb der Brustwarze liegt, eher eine konkave Form hat, wie eine Schanze und dann kommt die konvexe Form, die unterhalb der Brustwarze liegt, weil die Schwerkraft das Gewebe zusammenzieht. Die runden Implantate tragen dem nicht Rechnung und darum können runde Implantate u.U. ein unnatürliches Profil bewirken.

Wer trifft die Wahl der „richtigen" Implantatform und der „richtigen" Implantatgröße?

Je kleiner die Brust, umso wichtiger ist die Wahl der richtigen Implantatform und der richtigen Implantatgröße. Je kleiner die Brust ist, umso eher wird das Implantat formbestimmend sein. Wenn die Brust ohnehin nicht sehr klein ist und das Implantat im Vergleich zur Brust nicht sehr groß ist oder ungefähr 1:1, dann ist das Implantat nicht formbestimmend. Es gibt Implantate, die bei gegebenem Volumen eher breiter oder eher höher sind. Es wird so ausgewählt, dass die Umrandung der Brust sich wirklich vollständig über das Implantat legen sollte, darum misst man vor der Operation die Brust genau aus, wählt entsprechend der Form und der Größe der Brust das Implantat aus.

Wo können Implantate eingesetzt werden, bzw. gibt es da verschiedene Möglichkeiten?

Es gibt im Wesentlichen drei Platzierungsmöglichkeiten: Entweder unter die Brustdrüse, also über den Muskel oder unter den Muskel oder halb über und halb unter den Muskel. Wenn die Brust sehr sehr klein ist, reicht wie gesagt die vorhandene Brust oft nicht aus, damit das Implantat ideal ummantelt wird. In solchen Fällen ist es ratsam, das Implantat unter den großen Brustmuskel zu legen, weil dieser dann zusätzlich als Weichteilmantel verwendet wird. Die dritte Variante der Platzierung wurde erst vor einigen Jahren geschaffen, da gibt man das Implantat eben nicht unter oder über den Muskel, sondern halb unter und halb über den Muskel. Im unteren Bereich der Brust über den Muskel und im oberen Bereich unter den Muskel. Damit hat man die Vorteile einer besseren Weichteilummantelung und kann auch die jeweiligen Nachteile einer Platzierung unter oder über den Muskel minimieren.

Wo wird geschnitten?

Es gibt im Wesentlichen drei Zugangswege – Unterbrustfalte, Achselregion oder Warzenhof. Man muss zunächst sagen, dass jeder Arzt alle Zugänge beherrschen sollte. Die Wahl des Zuganges sollte aber nicht der Arzt, sondern die Patientin anhand ihrer Lebensgewohnheiten treffen. Die Narbe in der Unterbrustfalte verheilt ausgezeichnet und ist nach einem Jahr kaum mehr sichtbar, da muss man schon sehr genau hinschauen. Der Busen ist aber nicht völlig „makellos". Wählt man den Zugang über die Achsel, bleibt die Brust unangetastet und ist sozusagen makellos. Die Narbe in der Achsel sieht man aber schon eher, weil fast alle Damen rasierte Achseln haben. Wenn man also im Sommer kaum was an hat und den Arm hebt, kann die Narbe durchaus verräterisch sein. Die Narbe um den Warzenhof heilt zwar schön ab, dieser Zugang hat aber den Nachteil, dass die Wahrscheinlichkeit am größten ist, dass sensible Nerven zerstört werden, die die Brustwarze versorgen. Damit ist auch die Wahrscheinlichkeit einer Verschlechterung des Gefühls im Bereich des Warzenhofs größer.

Was muss ich generell vor einer OP beachten?

Bei einer Operation wie der Brustvergrößerung ist die Sache nicht so dramatisch. Die Patientin muss gesund sein, sie wurde vor der OP untersucht, ob die Blutwerte gut sind, ob es keine Stoffwechselprobleme gibt, und der Internist oder der Allgemeinmediziner prüft die Operationstauglichkeit. Wenn die Patientin über 30 Jahre alt ist, wird auch ein Lungenröntgen gemacht.

Findet eine Brustvergrößerung immer in Vollnarkose statt?

Nicht unbedingt, es gibt vielleicht Kollegen, die eine Brustvergrößerung nicht unter Vollnarkose machen. Ich bin der Meinung, dass eine Brustvergrößerung nicht in Lokalanästhesie gemacht werden soll, das Komplikationsrisiko ist zu groß.

Wie lange dauert die OP?

Zwischen 45 und 90 Minuten, also im Schnitt etwa eine Stunde.

Wie lange muss ich im Krankenhaus bleiben?

In der Regel bleiben Sie eine Nacht im Spital, es gibt aber auch Patientinnen, die, wenn sie in der Früh operiert wurden, am Abend nach Hause gegangen sind.

Wie sieht die Nachbehandlung aus, wie oft muss ich zur Kontrolle kommen?

In den ersten zehn Tagen kommen Sie zwei Mal zu mir zur Kontrolle. Am 6. Tag nach der Operation wird der Verband gegen einen straff sitzenden Stütz-BH ausgewechselt, den man für vier Wochen tragen sollte, am 10. Tag nach der Operation werden die Ecknähte entfernt. Danach kommen Sie nach zwei Wochen, nach vier Wochen, nach zwei Monaten, nach sechs Monaten und nach zwölf Monaten zu mir. Danach freue ich mich über jeden glücklichen Besuch, weil grundsätzlich eine jährliche Kontrolle nicht schadet, aber wirklich notwendig ist sie eigentlich nicht.

Habe ich Schmerzen und wie lange habe ich Schmerzen?

Die Schmerzperiode ist sehr sehr individuell. Es gibt Patientinnen, die, wenn das Implantat über dem Muskel liegt, am nächsten Tag schmerzfrei sind. Es gibt Patientinnen, die auch bei einer Platzierung unter dem Muskel nach zwei Tagen schmerzfrei sind. Aber ich habe auch Damen erlebt, die vier Wochen gelitten haben. Man kann aber immer helfen, mit muskelrelaxierenden Mitteln und einer Schmerztherapie.

Was muss ich selbst nach der OP beachten und wie lange?

Unmittelbar nach der OP ist körperliche Schonung angesagt, keine extremen Temperaturschwankungen, also Saunabesuche wenn es geht nicht. Für vier Wochen ist es wichtig, dass Sie keine hüpfenden Sportarten ausüben, damit das Implantatbett nicht beansprucht wird. Nach vier Wochen können Sie wieder alles machen, Sie sollten jedoch einen Sport-BH tragen.

Kann sich die Sensibilität der Brust oder der Brustwarzen nach einer Brustvergrößerung verändern?

Der Zugang über die Unterbrustfalte oder die Achsel ist diesbezüglich kaum gefährlich. Es gibt keine ge-

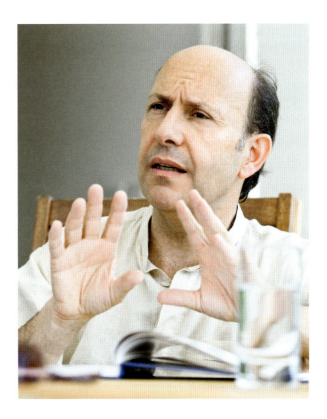

nauen Statistiken, aber es besteht doch eine geringe Wahrscheinlichkeit, dass das Gefühl der Brustwarze nach dem Eingriff schlechter ist als vorher und in ganz ganz seltenen Fällen bedauerlicherweise auch vollständig verschwinden kann. Dabei handelt es sich wirklich um Extremfälle, die überwiegende Mehrzahl hat ein normales Gefühl.

Kann man nach einer Brustvergrößerung stillen?

Im Allgemeinen ja. Wenn aber bei der Operation durch das Einbringen der Implantate vegetative Nerven beschädigt werden oder Milchgänge zerstört werden (Zugang über den Warzenhof), kann es passieren, dass nicht gestillt werden kann.

Müssen Implantate nach Jahren gewechselt werden?

Nein, Implantate müssen nicht gewechselt werden. Das sind Gerüchte, die noch von Zeiten der alten Produkte her stammen. Moderne Implantate, die seit 1996 am Markt sind, haben kein Ablaufdatum.

Spürt man die Implantate, wenn man die Brust angreift?

Das kommt, wie vorhin schon gesagt, einmal darauf an, wo sie platziert sind. Bei der Platzierung unter dem Muskel sind sie deutlicher spürbar, weil wenn man die Brust angreift, verschiebt sich die Brust normalerweise völlig leicht über dem Muskel hin und her und darunter spürt man das Implantat, das sich nicht mitbewegt. Wenn das Implantat über den Muskel eingebracht wird, dann kann man es eben im Idealfall, also wenn das Größenverhältnis gut ist und die Kapsel ganz zart ist, kaum ertasten. Meistens spüren Sie es halt doch ein wenig und in Abhängigkeit zur Kapsel eben mehr oder weniger stark.

Kann sich eine Schwangerschaft negativ auf meine neue Brust auswirken?

Es kann vorkommen, dass nach einer Schwangerschaft die schöne Form der Brust verloren geht. Mit Formveränderung meine ich in erster Linie, dass nach einer Schwangerschaft der Busen deutlich absinken kann. Wenn man eben einen „perfekten" Busen haben möchte, steht nach abgeschlossener Familienplanung einer Straffungs-OP auch mit Implantaten nichts im Wege.

Können Brustimplantate eine Krebsvorsorgeuntersuchung behindern?

Das ist eine ganz wichtige Frage. Man muss keine Angst haben, dass ein Brustimplantat die Krebsvorsorge beeinträchtigt. In der MR-Tomografie, wie auch im Röntgen kann man mit Implantaten Brustkrebs durchaus genauso gut erkennen wie ohne. Der Radiologe muss es nur wissen.

Kann sich durch Silikonimplantate das Krebsrisiko erhöhen?

Nein. Es ist auch schon lange wissenschaftlich bewiesen und auspubliziert, dass das Krebsrisiko mit einer Brustvergrößerung nicht ansteigt. Silikon verursacht keinen Krebs!

Stimmt es, das ich mit Silikonimplantaten nicht fliegen darf?

Natürlich kann man mit Implantaten fliegen. Nur bei fehlerhaften oder schlecht produzierten Implantaten kann Gas im Implantat verbleiben, und wenn der Umgebungsdruck im Flugzeug abnimmt, dehnt sich das Implantat aus. Bei korrekt produzierten Implantaten darf das nicht vorkommen.

Müsste ich mich also nach dem Hersteller der Implantate erkundigen, oder gibt es keine fehlerhaften Produkte mehr am Markt?

Es gibt durchaus Billigimplantate, aber immer seltener und nicht in Europa. Die in Europa zulässigen Implantate sind alle von guter Qualität. Der Patient sollte sich aber bei seinem behandelnden Arzt ohne Weiteres erkundigen können. Implantate müssen ISO zertifiziert sein und dürfen nicht abgelaufen sein. Es gibt das Sterilitätsablaufdatum. Ein Implantat, das steril produziert wird, bleibt das nicht auf ewig. Wenn der Arzt Verantwortungsbewusstsein hat, wird er selbstverständlich gute Qualität mit Zertifizierung und Sterilität verwenden.

Auch bei Billigangeboten im Ausland?

In diesem Fall sollte man gezielt fragen, welche Implantate verwendet werden, weil die Herstellerfirmen eigentlich beteuern, dass die Implantate überall dasselbe kosten. Wenn im Ausland eine OP z.B. nur € 1.500 kostet, dann bleibt nach Abzug der € 1.000 für die Implantate lediglich € 500 für Spital, OP-Saal, Anästhesist und OP-Honorar, da muss man schon überlegen, wie das gehen soll. Im Sinne ihrer eigenen Sicherheit müssen Sie darauf bestehen, dass Sie einen Implantatpass bekommen, damit Sie genau wissen, was Ihnen eingesetzt wurde.

Können Implantate vom Körper abgestoßen werden?

Nein, es gibt keine Allergie oder Autoimmunreaktion gegen Silikon. Das Einzige, was passieren kann, ist eben wie eingangs erwähnt eine Kapselfibrose, die so unangenehm sein kann und auch unschön aussehen kann, dass eine Revisionsoperation notwendig ist.

Die Kosten wollte ich auch noch ansprechen, was kostet denn eine Brustvergrößerung im Schnitt?

Je nach Spital, Implantat, Aufenthalt müssen Sie in Österreich mit zwischen € 5.000–€ 7.000 rechnen.

Gibt es Grenzfälle, wo Sie nicht operieren?

Selbstverständlich. Wenn ich das Gefühl habe, dass der Eingriff der Rettung einer Beziehung dient, lehne ich die Operation ab. Das kann nur schiefgehen. Ich lehne auch Eingriffe ab, die ich medizinisch nicht vertreten kann.

Gibt es Modetendenzen?

In den letzten zehn Jahren hat der Trend bei Brustvergrößerungen enorm zugenommen. Das ist sicher die zweithäufigste Operation nach der Fettabsaugung.

Darf auf den Implantaten nach erfolgreicher Heilung herumgedrückt werden bzw. muss ich beim Sex etwas beachten?

Nein, da kann ich grünes Licht geben für alle Sonderwünsche. Die modernen Implantate sind dermaßen stabil, man hat demonstriert, dass ein Auto darüberfahren konnte, ohne dass sie beschädigt wurden. Das Einzige, was ein Implantat beschädigen kann, ist ein scharfer, spitzer Gegenstand.

BRUSTVERGRÖSSERUNG MIT IMPLANTATEN

Die Brustvergrößerung ist einer der häufigsten Eingriffe der ästhetischen Chirurgie. Seit es möglich wurde, Brüste zu vergrößern, kam es zu einem regelrechten Ansturm in Zentren, die diesen Eingriff anbieten. Im Laufe der Zeit wurde medial immer häufiger und freizügiger über Brustvergrößerungen berichtet, die Abbildung von vergrößerten entblößten Brüsten ist heutzutage in jeder Boulevardzeitung geradezu selbstverständlich. In den USA und Europa entstand ein starker Trend zu deutlich erkennbarer Oberweite, der bis dato ungebrochen anhält.

Über keinen anderen Eingriff in der ästhetischen Chirurgie wird sowohl in Fachkreisen als auch in der Bevölkerung so kontroversiell diskutiert wie über die Brustvergrößerung. Psychiater, Internisten, Gynäkologen und plastische Chirurgen sind die Hauptproponenten der medizinischen Diskussion, deren Inhalt von der grundsätzlichen Ablehnung der Brustvergrößerung über sämtliche gynäkologischen und internistischen Fragestellungen bis hin zu den Vor- und Nachteilen der verschiedenen Operationstechniken reicht. Eine meiner Patientinnen mit Körbchengröße A unterzog sich aufgrund von Selbstzweifeln und Furcht vor der Operation vier Jahre lang einer Psychotherapie, um mit der für sie unzureichend ausgebildeten Weiblichkeit zurechtzukommen. Als ihr Gynäkologe zuletzt den Eingriff befürwortete, entschloss sie sich für die Operation. Das Ergebnis machte eine weitere Psychotherapie überflüssig. Ebenso unterschiedlich diskutieren Frauen jeglichen Alters über den Eingriff. Die Standpunkte variieren zwischen begeisterter Zustimmung zu einer Operation, die eines der wesentlichsten Merkmale des weiblichen Körpers positiv verändern kann, und ihrer kategorischen Ablehnung, weil man es nicht nötig haben darf, seine Körperformen einem Trend anzugleichen.

Die scheinbare technische Einfachheit der Operation (es wird ja lediglich ein „Polster" unter die Brust eingebracht) und der relativ hohe Verdienst für den Operateur haben die Anzahl dieser Eingriffe durch ungeschulte bzw. unerfahrene oder fachfremde Ärzte/Ärztinnen in den letzten Jahren enorm gesteigert. Die Brustvergrößerung ist jedoch ein sehr anspruchsvoller medizinischer Eingriff, dessen Erfolg von zahlreichen, unbedingt zu berücksichtigenden Einzelheiten abhängt.

Ohne Beachtung dieser Details kann es zu katastrophalen Ergebnissen und schweren Komplikationen kommen.

Dieses Buch soll Sie umfassend über dieses komplexe Thema informieren. Wir sind sicher, dass es Ihnen helfen kann, Ihre Entscheidung für oder gegen diesen Eingriff zu treffen, Ihren Operateur zu finden und nach der Operation keine bösen Überraschungen zu erleben.

> Die Brustvergrößerung ist ein sehr anspruchsvoller medizinischer Eingriff, dessen Erfolg von zahlreichen, unbedingt zu berücksichtigenden Einzelheiten abhängt. Ohne Beachtung dieser Details kann es zu katastrophalen Ergebnissen und schweren Komplikationen kommen.

HINWEIS

Ich erachte die Brustvergrößerung für eine ausgezeichnete Möglichkeit, Frauen mit geringem Brustwachstum oder starker Größenabnahme nach Schwangerschaft und/oder Gewichtsreduktion zu einer ansprechenden Körperform zu verhelfen. Ich lehne jede extreme Haltung zu diesem Thema ab und entscheide mich für oder gegen eine Operation nach genauester Prüfung der anatomischen, gesundheitlichen, psychischen und sozialen Umstände.

I
EINIGE GRUNDLAGEN

ZUM THEMA BRUSTVERGRÖSSERUNG

I Einige Grundlagen zum Thema Brustvergrößerung

Die Brustvergrößerung mit silikongelgefüllten Implantaten dient der Harmonisierung der weiblichen Körperform. Natürlich unterliegt der Begriff der Harmonie großen individuellen Schwankungen. Was für die eine zu wenig ist, empfindet die andere als gerade passend, und ein Zuviel für die andere ist der einen gerade recht. Für den Operateur muss vor der Erfüllung des Zweckes die Beratung der Patientin stehen. Die Kompetenz und Erfahrung der/des plastischen Chirurgen/-in ist gerade bei der Brustvergrößerung besonders wichtig, um bei der Indikationsstellung, bei der Wahl der Implantate (Größe, Form etc.) und bei der Prüfung des psychosozialen Umfeldes richtig zu entscheiden. Nicht selten besuchen mich Ratsuchende auf Druck des Partners oder aufgrund variabler Trends – beides schlechte Voraussetzungen, um Zufriedenheit zu erlangen. Es ist meine Aufgabe, die Vorstellung und Motivation der Patientinnen in Erfahrung zu bringen, um auf mögliche versteckte Ängste, unrealistische Erwartungshaltungen und unerkannte Beziehungskrisen hinzuweisen. In solchen Fällen rate ich von einer Operation ab und versuche, meine Patientinnen bei der Problembewältigung zu unterstützen.

Ebenso ist es meine Aufgabe, bei guten Voraussetzungen Patientinnen bei ihrer Entscheidung zu unterstützen und die eigene Erfahrung bei der Einschätzung der gewünschten Vergrößerung einzubringen. Interessanterweise fürchten sich meine Patientinnen viel öfter vor einer durchaus angebrachten, substanziellen Vergrößerung, als dass sie übertriebene Volumenzuwächse anstrebten. Natürlich darf das Schönheitsideal des Arztes den Wunsch der Patientin nicht beeinflussen. Er muss jedoch mit notwendigem Einfühlungsvermögen erfassen, ob sich die Patientin nur „nicht traut" oder ob sie tatsächlich nur eine geringe Vergrößerung wünscht.

OP-EIGNUNG

Der Arzt/die Ärztin muss prüfen, ob die Patientin für den Eingriff „geeignet" ist. Natürlich sollten nur gesunde Menschen operiert werden. Bei der Brustvergrößerung gelten die gleichen Richtlinien wie für jede andere Operation. Daher sollten blutgerinnungshemmende Medikamente (Aspirin, Marcoumar, Vitamin E etc.) abgesetzt und der Zigarettenkonsum möglichst eingestellt werden (Nikotin hat eine gefäßverengende Wirkung, was zu Wundheilungsstörungen führen kann).

Massive Gewichtsschwankungen können Form und Größe der Brust deutlich beeinflussen. Daher sollte eine Brustvergrößerung bei einem Gewicht durchgeführt werden, das man beibehalten will und auch kann.

HINWEIS

Ich erachte es für besonders wichtig, beim ersten Beratungsgespräch das psychosoziale Umfeld meiner Patientinnen in Erfahrung zu bringen. Wenn die Operation beispielsweise auf Druck des Partners oder zur Bewältigung unerkannter Beziehungskrisen gewünscht wird, rate ich davon ab.

HALTBARKEIT

An dieser Stelle vorweg: Moderne Implantate weisen kein „Ablaufdatum" auf und müssen bei korrekter Einheilung weder nach 10 Jahren noch zu einem anderen Zeitpunkt entfernt werden. Diese Implantate sind extrem stabil, verformungssicher und „explodieren" nicht.

OP-SICHERHEIT

Die Brustvergrößerung dauert in geübter Hand zwischen 45 und 90 min., die Patientinnen verlassen das Krankenhaus zumeist am Tag nach der OP. Der Eingriff ist für die Patientin wenig belastend, nennenswerte Komplikationen sind sehr selten.

II
SILIKON UND BRUSTKREBS

SILIKON UND KÖRPERVERTRÄGLICHKEIT

II Silikon und Brustkrebs – Silikon und Körperverträglichkeit

MORATORIUM FÜR SILIKON-BRUSTPROTHESEN

In den 1990er Jahren wurden, ausgehend von einem gigantischen Schadenersatzprozess in den USA, silikongelgefüllte Brustimplantate in den Medien stark unter Beschuss genommen. Die US-amerikanische Gesundheitsbehörde (Food and Drug Administration – FDA) beschloss 1992 ein freiwilliges Moratorium mit der Begründung, die letzten Verdachtsmomente bei Silikon-Brustimplantaten in Bezug auf Krebs, Bindegewebs- und Autoimmunerkrankungen seien nicht ordnungsgemäß ausgeräumt; die Hersteller stimmten zu. Nur zwei Monate später zogen sich drei der wichtigsten Silikonhersteller aus dem Geschäft zurück.

Was geriet da ins Rollen? Für gewisse Interessensgruppen wurde dieser Vorfall zu einer echten Goldgrube. Amerikanische Rechtsanwälte nutzten die Gunst der Stunde, bildeten Interessensgemeinschaften, die ihrerseits per Zeitungsanzeigen brustimplantierte Klägerinnen suchten. Aussagen amerikanischer plastischer Chirurgen zufolge wurden diese zum Teil erst dann über den Klagegrund informiert, nachdem sie sich auf ein Inserat hin meldeten. Der Prozess endete mit einem Vergleich in der Höhe von 425 Milliarden US-Dollar, aber nicht, weil die Schädlichkeit von Silikon nachgewiesen werden konnte, sondern weil die Herstellergruppe von Silikon-Brustimplantaten die enormen Prozesskosten nicht mehr tragen konnte. Eine Milliarde US-Dollar für die Anwälte, 1,2 Milliarden US-Dollar für bereits geschädigte Frauen und der Rest für brustvergrößerte Frauen, die noch erkranken würden. Anzumerken ist, dass die „geschädigten" Frauen keine Beweise dafür erbringen mussten/müssen, dass Implantate „schuld" an ihrem Gebrechen sind. Die FDA entschied, dass bis auf Weiteres nur noch mit Kochsalz gefüllte Implantate verwendet werden dürfen und Silikongelprothesen für Wiederherstellungsoperationen der weiblichen Brust nach Brustkrebs sowie die Durchführung klinischer Studien vorbehalten sind.

Beim 11. Weltkongress der plastischen Chirurgen im April 1995 in Yokohama wurden mehrere weltweit durchgeführte Studien vorgelegt, die die Verbindung von Brustimplantaten einerseits und Brustkrebs, Bindegewebserkrankungen (Rheuma, Sklerodermie u. Ä.) und Autoimmunität andererseits genau untersucht hatten. In keiner Studie konnten Zusammenhänge zwischen Krebs, Bindegewebs- oder Autoimmunerkrankungen und Silikon-Brustimplantaten nachgewiesen werden. Ingesamt wurden weltweit über 90.000 Frauen untersucht. Darunter befanden sich Frauen mit Silikonimplantaten, erkrankte Frauen sowie Kontrollgruppen ohne Implantate.

Im Juni 1999 gab das Institute of Medicine einen 400-seitigen Bericht heraus, an dem 13 unabhängige WissenschaftlerInnen gearbeitet hatten. Conclusio: Implantate verursachen keine schweren Erkrankungen wie Lupus erythematodes (= systemische Autoimmunerkrankung), rheumatische Arthritis o.Ä. Allerdings können sie für lokale Probleme wie Fibrosen oder Narben verantwortlich sein.

Vor kurzem beauftragte die FDA vier amerikanische Kliniken, Brustvergrößerungen mit Silikonimplantaten zum Zwecke experimenteller Studien nun doch durchzuführen. Auf eine Zeitungsannonce hin meldeten sich in einer dieser Kliniken innerhalb einer Woche 350.000 Frauen.

Im März 1998 erteilte die FDA dem internationalen Pharmazieunternehmen Allergan die Erlaubnis zur Zulassungsstudie. Mentor erhielt sie im August 2000. Beide Firmen wurden in Amerika nach ordnungsgemäßer Überprüfung zugelassen. Bedingung der FDA: Beide Firmen verpflichteten sich, in den nächsten 10 Jahren Anwendungsbeobachtungen an 40.000 Frauen durchzuführen.

Im Dezember 2006 wurden silikongefüllte Implantate für ästhetische Brustvergrößerungen in den USA wieder zugelassen.

In Europa wurden Silikonimplantate nie verboten.

HINWEIS

Weder die Silikonhülle noch das Silikongel provozieren irgendeine Form von Krebs. Nach dem heutigen Stand der Wissenschaft gibt es daher keinen Grund, Brustvergrößerungen nicht mit silikongelgefüllten Implantaten durchzuführen.

III
IMPLANTATE

GRÖSSE, FORM, HÜLLE, INHALT UND HALTBARKEIT
VON SILIKONGELGEFÜLLTEN IMPLANTATEN

III Implantate

Um bei der Brustvergrö-
ßerung ein natürliches
Ergebnis zu erzielen,
muss das Implantat all-
seits von einem Weich-
teilmantel umgeben sein,
damit die Kanten nicht
sichtbar sind.

**IMPLANTATE MÜSSEN
UMMANTELT SEIN**

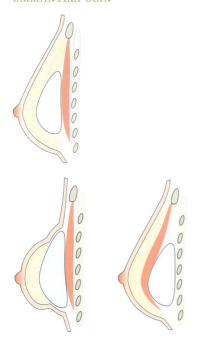

von oben nach unten rechts: Implantat über
dem Muskel mit genügend Ummantelung;
Implantat über dem Muskel mit Kanten (also
nicht genügend Ummantelung); Implantat
unter dem Muskel (Muskel ummantelt)

1. GRÖSSE UND FORM DER IMPLANTATE

In unserem Kulturkreis möchten nahezu alle Frauen, die sich einer
Brustvergrößerung unterziehen, dass der Eingriff bei entblößter Oberweite nicht erkannt wird (das ist nicht überall so). Es soll also ein möglichst natürliches Ergebnis erzielt werden. Um dies zu erreichen, muss
neben großer Erfahrung und solidem operativen Können folgende
Voraussetzung erfüllt sein: Das Implantat sollte allseits von einem
gutem Weichteilmantel umgeben sein, damit bei keiner Haltung des
Oberkörpers bzw. von keinem Blickwinkel der Rand (die Kante) des
Implantates erkennbar ist. Davon abgeleitet ergeben sich einerseits die
maximal erzielbare Größe und die für ein natürliches Ergebnis notwendige Form der Implantate.

Größe der Implantate

Damit das Implantat allseits von einem Weichteilmantel umgeben ist,
sollten dessen Außenmaße (Quer- und Längsdurchmesser) etwa um
1 cm kleiner sein als die Ausmaße der vorhandenen Brust. Daraus ergibt sich auch:

- Je kleiner der Durchmesser der vorhandenen Brust ist, umso weniger
  kann sie vergrößert werden.
- An dieser Stelle gleich vorweg: Wenn die vorhandene Brust so klein
  ist, dass die Umhüllung eines Implantates der von der Patientin
  gewünschten Größe nicht oder kaum möglich ist, so muss eine Platzierung unter dem großen Brustmuskel erwogen werden, der dann
  anstelle der Brust die Umhüllung des Implantates übernimmt (Vor-
  und Nachteile dieser Positionierung siehe Kapitel „Platzierung der
  Implantate").
- Extremwünsche im Sinne von übergroßen, unnatürlich aussehenden
  Implantaten können in besonderen Einzelfällen zwar erwogen wer-
  den, bedürfen aber einer eingehenden Aufklärung und Besprechung
  mit der Patientin. Insbesondere muss auf die erhöhte Gefahr des
  Auftretens von Dehnungsstreifen an der Brust hingewiesen werden.
  Unter Umständen wäre sogar ein zweizeitiges Vorgehen zu erwägen:
  Einbringen eines Expanders, langsames Auffüllen auf die gewünschte
  Größe, Entfernen des Expanders und Einbringen des gewünschten
  Implantates.

Wenn die vorhandene Brust im Verhältnis zum Implantat eher groß ist (gleich
groß oder größer), beeinflusst die Form des Implantates die Form der Brust nicht.
Also sind in diesen Fällen keine anatomischen Implantate notwendig.

Form der Implantate

Seit 1994 gibt es Implantate in Tropfenform (= anatomische Implantate). Ziel war es, den Implantaten eine natürliche Form zu verleihen, was bei den runden Vorgängern nicht der Fall war:

- Auch bei einer jungen, straffen Brust verläuft der obere Pol in der Seitenansicht zumeist konkav und nicht konvex, hier kommt das anatomische Implantat der natürlichen Form der Brust deutlich näher, während konventionelle, runde Implantate oft unnatürlich (prall) wirken.
- Das Implantat ist jedoch nur dann formbestimmend, wenn das Volumenverhältnis Implantat/vorhandene Brust etwa 50 % überschreitet. Oder anders ausgedrückt: Wenn die vorhandene Brust zumindest so groß ist wie das Implantat, dann beeinflusst dessen Form die Form der Brust kaum oder gar nicht. Hier kann man auch bedenkenlos runde Implantate einsetzen kann (sind preislich günstiger).
- Anatomische Implantate gibt es bei gegebenem Volumen in verschiedenen Breiten, Höhen und Tiefen (= Projektionen). Wenn die vorhandene Brust eher breit und nicht hoch ist, sollte die Form des Implantates dem auch Rechnung tragen. Es wäre nicht schön, wenn der obere Rand des Implantates sichtbar ist. Umgekehrt sollte bei einer schmalen Brust die Implantatform ebenfalls schmal sein, sonst würde man seitlich die Konturen erkennen.
- Ein weiterer Vorteil der moderneren, anatomischen Implantate liegt in der Möglichkeit, unterschiedlich große Brüste mit Implantaten unterschiedlicher Höhe (Projektion) auszugleichen: Längs- und Querdurchmesser sind identisch, dadurch fällt diese Korrektur (Volumensausgleich) nicht auf. Allerdings weisen modernere, runde Implantate diese Variabilität unterschiedlicher Volumina bei gegebenen Basismaßen auch schon auf.

Die Verwendung anatomischer tropfenförmiger Implantate ist vor allem bei sehr kleinen Brüsten angebracht, weil sie aufgrund variabler Längs- und Querdurchmesser entsprechend den individuellen anatomischen Voraussetzungen der vorhandenen Brust ausgewählt werden können.

Moderne Implantate (anatomische gleichermaßen wie runde) können durch unterschiedliche Projektion (Höhendurchmesser) bei identen Ausmaßen unterschiedliche Volumina aufweisen. Dadurch können kleine und mittlere Größenunterschiede bei einer Brustvergrößerung unauffällig ausgeglichen werden.

FORM DER IMPLANTATE

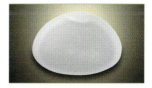

Rundes Implantat
mit normaler Projektion

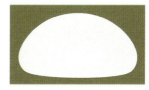

Rundes Implantat
mit hoher Projektion

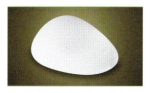

Anatomisches Implantat mit
hoher vertikaler Ausdehnung

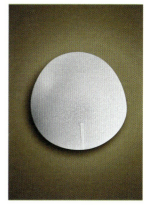

Anatomisches Implantat mit
normaler vertikaler Ausdehnung

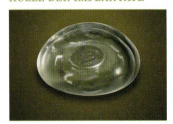

Rundes Implantat mit glatter Oberfläche und flüssigem Silikongel

INHALT DER IMPLANTATE

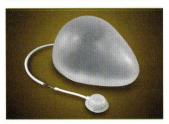

Anatomisches Implantat, das über
das Hautventil mit Kochsalzlösung
gefüllt werden kann

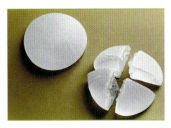

Aufgeschnittenes Implantat mit
kohäsivem Gel

Es gibt Implantate mit glatter oder texturierter (rauer) Oberfläche. Es ist nicht eindeutig bewiesen, welche Oberfläche die geringste Kapselfibroserate aufweist. Wer „auf Nummer sicher" gehen will, verwendet Implantate mit texturierten Silikonhüllen.

2. HÜLLE DER IMPLANTATE

Alle Implantathüllen bestehen aus Silikon. Oberflächenbeschaffenheit und Beschichtung der Implantathülle werden variabel angeboten:

Oberflächenbeschaffenheit
· glatte (seit 1963)
· texturierte (= raue, seit 1989)

Beschichtung
· Silikon (die meisten)
· Polyurethan (wechselnd seit 1970, glatt und texturiert)
· Titan (seit 2002 am Markt – derzeit wieder im Versuchsstadium)

Grund für die Entwicklung verschiedener Beschichtungen ist das Auftreten der sogenannten Kapselfibrose (siehe Kapitel „Kapselbildung-Kapselfibrose"), dessen Entstehungswahrscheinlichkeit mit der veränderten Beschichtung herabgesetzt werden soll. Es zeigte sich, dass bei einem gewissen Prozentsatz der operierten Patientinnen die Brüste hart bzw. sehr hart wurden und im Extremfall sogar ihre Form und damit auch die der darüberliegenden Brust veränderten (3–5 %). In weiterer Folge traten Schmerzen auf, sodass eine Entfernung der Implantate notwendig wurde. Untersuchungen ergaben, dass die Ursache für diese Komplikation eine vom Körper gebildete Bindegewebehülle ist (genannt Kapsel), die manchmal extrem dick und hart wurde, sich zusammenzog (Kapselfibrose) und dadurch Schmerzen und Verformung verursachte.

Das Ergebnis von zahlreichen einschlägigen Studien lässt sich wie folgt zusammenfassen:
· Texturierte Implantate weisen gegenüber glatten Implantaten eine viel größere Oberfläche auf, was die Wahrscheinlichkeit zur Bildung einer Kapselfibrose deutlich reduzieren soll.
· Mit Polyurethan beschichtete Implantate sollen die Wahrscheinlichkeit einer Kapselfibrose noch weiter reduzieren.

Wie so oft in der Medizin ist nicht alles eindeutig geklärt, und so gibt es hiezu außerordentlich kontroversielle Literatur. So findet man etwa dreimal so viele Publikationen, die den texturierten, mit Silikon beschichteten Implantaten ein besseres Zeugnis ausstellen als den glatten. Im Gegensatz dazu stehen zwar ebenso seriöse, aber weniger zahlreiche Studien, bei welchen kein Unterschied in der Kapselfibroserate gefunden werden konnte.

Ähnliche Unterschiede zeigen sich in der Literatur zwischen polyurethanbeschichteten Implantaten und silikonbeschichteten Implantaten, wo das Verhältnis etwa 2:1 zu Gunsten der polyurethanbeschichteten ausfällt. Es gibt allerdings keine Studie, welche Implantaten mit glatter Oberfläche eine geringere Kapselfibroserate bescheinigt als Implantaten mit texturierter Oberfläche. Wer „auf Nummer sicher" gehen will, verwendet daher Implantate mit texturierten Silikonhüllen.

Abschließend sollte noch erwähnt werden, dass im Jahr 2002 in Deutschland titanbeschichtete Implantate auf den Markt kamen. Die Herstellerfirma begründete ihren Vorstoß mit dem Argument, Titan würde seit Jahren in der Implantologie verwendet und sei der für den Körper am besten verträgliche Fremdkörper. Den wissenschaftlichen Nachweis einer geringeren Kapselfibroserate blieb die Firma jedoch schuldig, weshalb die Implantate wieder vom Markt genommen wurden und Studien zur Überprüfung der tatsächlichen Verträglichkeit begonnen wurden.

3. INHALT DER IMPLANTATE

Die erste Alternative zum Silikongel wurde bereits 1964 mit der Produktion von kochsalzgefüllten Implantaten geschaffen, also lediglich ein Jahr nach der Einführung der ersten silikongefüllten Implantate. Erst viel später entflammte die Krebs-Diskussion in den USA, die zur Suche nach weiteren alternativen Füllsubstanzen führte. Aufgrund der mittlerweile geklärten Krebsdiskussion (Silikon provoziert keinen Krebs) und der Tatsache, dass keine andere Füllsubstanz in ihrer Konsistenz einer weiblichen Brust ähnlicher ist als Silikon, gibt es derzeit keinen Grund mehr, andere Füllsubstanzen zu verwenden.

Es gibt bzw. gab Implantate mit folgendem Inhalt:

- **Silikon-Gel:**
  a) flüssig – nicht formbeständig, kann ausrinnen, preisgünstig.
  b) kohäsiv – behält die Form bei, kann nicht ausrinnen, haptisch optimal, teurer.
- **Kochsalz:** schwabbelt, weist ein unnatürliches Tastgefühl auf.
- **Stärkegel:** führte in über 10 % der Fälle zu massiven Volumenschwankungen, ist daher nicht mehr am Markt.
- **Sojaöl:** wurde wegen der Entstehung schädlicher Zerfallsprodukte verboten.
- **Gas (NEU!):** wurde 2007 erstmals produziert und wird voraussichtlich 2008 die Markteinführung schaffen. Vorteil: über 50 % weniger Gewicht, damit längere Formbeständigkeit (kein Absinken) der vergrößerten Brust.

4. HALTBARKEIT DER IMPLANTATE

Moderne Implantate weisen keine begrenzte Haltbarkeit auf. Bei komplikationslosem Verlauf ist daher keine Obergrenze für die Verweildauer im Körper nennbar. Die allgemein kolportierte Frist von 10 Jahren maximaler Verweildauer gehört somit in den Bereich der Gerüchte.

Derzeit gibt es silikongelgefüllte und mit Kochsalzlösung gefüllte Implantate. Silikongel gibt es in flüssiger und in kohäsiver (fester) Form.

Implantate mit Kochsalzlösung schwabbeln und fühlen sich unnatürlich an.

Silikongelgefüllte Implantate weisen die natürlichste Konsistenz auf. Es gibt keinen medizinischen Grund, Brustvergrößerungen nicht mit silikongelgefüllten Implantaten durchzuführen.

Moderne Implantate haben keine begrenzte Haltbarkeit. Die meisten Hersteller gewährleisten eine lebenslange Garantie.

---

5. WER ENTSCHEIDET ÜBER DIE WAHL DES IMPLANTATES?

Es hat sich bedauerlicherweise gezeigt, dass die meisten Patientinnen bei der Auswahl der Implantate nicht mitentscheiden. Das geschieht, wenn der/die OperateurIn fix mit einer Produktionsfirma zusammenarbeitet, wodurch das optimale Produkt möglicherweise nicht gewählt wird. Deshalb möchten wir an dieser Stelle aufzeigen, wie die richtige Implantatwahl getroffen werden sollte, wobei der Preis kein Kriterium sein darf. Bei einer anspruchsvollen ästhetischen Korrektur sind Billigprodukte abzulehnen. Der Implantatqualität muss absoluter Vorrang eingeräumt werden!

Wer eine Brustvergrößerung möchte, sollte sich keine Billigprodukte einsetzen lassen und die Auswahl der Implantate mit dem Operateur besprechen können.

- Grundsätzlich darf nur sterile Markenware (ISO 9000, CE-zertifiziert) verwendet werden. Implantate, deren „Sterilitätsdatum" abgelaufen sind, gehören entsorgt; werden sie dennoch (mit Einverständnis der Patientin) verwendet, dürfen sie nichts kosten (Firmen müssen Implantate ersetzen, wenn das Sterilitätsdatum abgelaufen ist).
- Je kleiner die Brust, umso wichtiger ist ein Implantat in Tropfenform (anatomische Implantate).
- Implantate mit glatter Oberfläche werden derzeit wieder verwendet, ihre Gleichwertigkeit gegenüber Implantaten mit texturierter Oberfläche ist aber nicht gesichert.
- Mit Kochsalz gefüllte, runde Implantate mit glatter Oberfläche sind am preiswertesten und kosten zwischen € 200,– und € 400,–/Paar. Runde, silikongelgefüllte Implantate kosten € 550–900,–/Paar, anatomisch geformte, mit kohäsivem Silikongel gefüllte sind am teuersten und kosten zwischen € 800,– und € 1.400,–/Paar.
- Ein weiterer Vorteil der modernen Implantate liegt in der Möglichkeit, unterschiedlich große Brüste mit Implantaten unterschiedlicher Höhe (Projektion) auszugleichen: Längs- und Querdurchmesser sind identisch, dadurch fällt diese Korrektur nicht auf.

EMPFEHLUNG

Die Implantatwahl darf nicht nach ökonomischen Überlegungen getroffen werden, die Qualität hat absoluten Vorrang! Jeder Patientin ist ein Implantatpass auszustellen.

IV
ZUGANGS-
WEGE

WO SIND DIE NARBEN?

IV Zugangswege – Narben

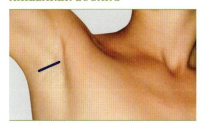

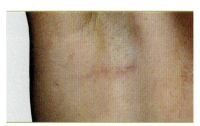

Beispiel einer regulär verheilten Narbe
bei Zugang über die Achsel

SUBMAMMÄRER ZUGANG

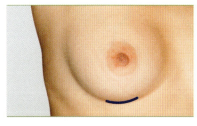

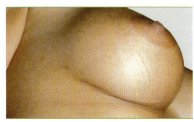

Beispiel einer regulär verheilten Narbe
bei Zugang über die Unterbrustfalte

HINWEIS

Der Zugangsweg der Brust-
vergrößerung stellt in meinen
Augen eine Serviceleistung dar!
Deshalb können meine Patientinnen ihren Zugang frei wählen.

Die Frage, ob der operative Zugang über einen Hautschnitt im Bereich
1. der Achsel (axillärer Zugang)
2. der Unterbrustfalte (submammärer Zugang)
3. des Warzenhofes (periareolärer Zugang)
4. des Nabels (transumbilicaler Zugang)
erfolgen soll, lässt sich wie folgt beantworten:

1. AXILLÄRER ZUGANG

Narben in der Achsel sind bei gehobenen Armen, die in unseren Breiten-
graden fast immer rasiert sind, in unterschiedlichem Ausmaß stets
sichtbar. Dies kommt insbesondere beim Liegen in der Sonne, bei vielen
sportlichen Aktivitäten und in der warmen Jahreszeit zu tragen. Für den
Operateur ist dieser Zugang technisch am schwierigsten, was aber kein
Ausschließungsgrund sein darf.

Erwähnenswert sind noch Berichte, wonach es bei axillär augmentierten Patientinnen zu Schwierigkeiten kam, wenn im Zuge einer Krebsoperation die „Wächter-Lymphknoten"-Untersuchung durchgeführt werden
musste: Sie erwiesen sich allesamt als Irrtum, diese Untersuchung kann
problemlos durchgeführt werden (dabei wird intraoperativ ein Farbstoff
unter die Haut des Warzenhofs gespritzt, um den ersten = Wächter-
Lymphknoten aufzuspüren).

2. SUBMAMMÄRER ZUGANG

Narben in der Unterbrustfalte sind in entblößtem Zustand und liegender Position sichtbar. Bei aufrechter Position sollte bei korrekt durch-
geführter Operation der fast immer sehr schön verheilte „Strich" genau
in der Submammärfalte zu liegen kommen, was ihn nahezu unsichtbar
macht. Dieser Zugang ist technisch der leichteste und schnellste.

3. PERIAREOLÄRER ZUGANG

Beim Zugang durch den Warzenhof gibt es die Möglichkeit, die Schnittführung kreisrund oder zickzackförmig durchzuführen. Die kreisrunde
(einfachere) Schnittführung ist fast immer sichtbar, weil der Übergang
zwischen der hellen Brusthaut und der dunkleren Haut des Warzenhofs
immer erkennbare Narben hinterlässt. Die zickzackförmige Schnittführung ist aufwändiger, dafür erfolgt die Abheilung schöner.

Ein praktischer Nachteil des periareolären Zuganges besteht in der Limi-
tierung der verwendbaren Implantatgröße: Die Schnittlänge ist vom
Durchmesser des Warzenhofes abhängig, daher kann bei kleinen Warzenhöfen die Länge des Hautschnittes für größere Implantate mitunter
nicht ausreichen.

Der periareoläre Hautschnitt birgt zudem die erhöhte Gefahr einer Verletzung von sensiblen Hautnerven, von Brustdrüsengewebe und von Milchgängen, weil durch das Brustdrüsengewebe hindurch operiert wird. Die Verletzung der sensiblen Nerven kann zu einem vollständigen und unter Umständen auch dauerhaften Verlust der Empfindsamkeit des Mammillen-Areola-Komplexes führen. Eine aktuelle Studie (Nov. 2007) weist auf einen weiteren Nachteil dieses Zuganges hin: Aufgrund der Tatsache, dass in Milchgängen Bakterien angesiedelt sein können, besteht beim periareolären Zugang die Gefahr der bakteriellen Freisetzung in die Implantathöhle und damit deren Kontaminierung. Dies führt zu einer statistisch signifikant erhöhten Kapselfibroserate (0,59 % Kapselfibroserate bei submammären bzw. 9,5 % bei periareolärem Zugang). Einen gewissen Vorteil weist der periareoläre Zugang bei Patientinnen mit übergroßen Warzenhöfen auf. Besteht dieses Problem, kann im Zuge der Brustvergrößerung auch eine Verkleinerung des Warzenhofes durchgeführt werden.

4. TRANSUMBILICALER ZUGANG

Man kann ein Brustimplantat mit entsprechender Vorrichtung auch über den Nabel einbringen. Dieser transumbilicale Zugang wird weltweit extrem selten verwendet, und Implantate mit kohäsivem Silikongel können nicht verwendet werden. Ich habe diesen Zugang noch nie gewählt und betrachte diese Technik einerseits aufgrund der eingeschränkten Auswahlmöglichkeit der Implantate und andererseits wegen der deutlich reduzierten Bewegungsfreiheit bei der Positionierung der Implantate für ungeeignet.

Die Entscheidung über den optimalen Zugang unterliegt nur teilweise medizinischen Überlegungen, sie soll vor allem den individuellen Bedürfnissen der Patientin Rechnung tragen. Hauptvorteil des axillären Zuganges ist das Fehlen jeglicher Narben im Brustbereich und die damit verbundene Makellosigkeit des Busens. Der Nachteil liegt in der Erkennbarkeit der Narbe im Achselbereich, was besonders in der warmen Jahreszeit und bei der Ausübung vieler Sportarten von Bedeutung ist. Die Narbe des submammären Zuganges ist nur im entblößten Zustand sichtbar, und die Achselregion bleibt unangetastet. Vom periareolären Zugang rate ich meinen Patientinnen bei alleiniger Brustvergrößerung wegen der oben beschrieben Gründe eher ab.

PERIAREOLÄRER ZUGANG

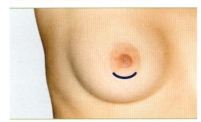

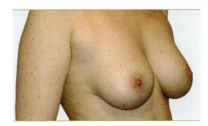

Beispiel einer regulär verheilten Narbe bei Zugang über den Warzenhof

Derzeit gibt es vier operative Zugänge für die Brustvergrößerung. Der häufigste ist der Zugang über die Unterbrustfalte, gefolgt vom Zugang über die Achsel. Über den Warzenhof wird eher selten operiert, und der Zugang über den Bauchnabel wird kaum gewählt.

Die Entscheidung über den operativen Zugang sollte die Patientin entsprechend ihrer Lebensgewohnheiten treffen. Die Narben in der Unterbrustfalte sind nur liegend bei entblößter Brust sichtbar, die Narben in der Achsel bei gehobenen Armen, die Narben rund um den Warzenhof erkennt man bei entblößter Brust immer.

V PLATZIERUNG DER IMPLAN-TATE

DIE POSITION DER IMPLANTATE:
WIE ENTSCHEIDET MAN RICHTIG?

V Platzierung der Implantate

Brustimplantate können
über, unter oder halb
über/halb unter dem
Brustmuskel platziert
werden.

Brustimplantate können
1. über
2. unter
3. halb über, halb unter
dem großen Brustmuskel eingebracht (platziert) werden.

Wie bereits im Kapitel „Größe und Form der Implantate" erwähnt, wünschen sich die meisten augmentierten Frauen ein möglichst natürliches Ergebnis, also dass der Eingriff bei entblößter Oberweite nicht erkannt wird. Neben der sorgfältig bedachten Größenauswahl ist das Erreichen dieses Ziels auch von den anatomischen Voraussetzungen der vorhandenen Brust abhängig. Eine vergrößerte Brust bleibt als solche unerkannt, wenn die Umrisse des Implantates nicht sichtbar sind. Je dicker die Schicht, die das Implantat umhüllt, umso eher wird es nicht erkannt. Wenn also die vorhandene Brust sehr klein ist, muss das Implantat mit einem zusätzlichen Weichteilmantel umhüllt werden. Daraus ergibt sich bereits, wie bei der Operationsplanung vorgegangen werden soll: Bei mäßig kleinen Brüsten und moderater Vergrößerung wird das Implantat über dem Brustmuskel platziert und bei sehr kleinen Brüsten unter dem Brustmuskel. Der Muskel dient also als zusätzlicher Weichteilmantel, wenn das vorhandene Brustdrüsengewebe zur Umhüllung des Implantates nicht ausreicht. Nachstehend Vor- und Nachteile der verschiedenen Positionierungsmöglichkeiten:

1. POSITIONIERUNG ÜBER DEM MUSKEL

Die Platzierung über dem großen Brustmuskel ist die natürlichste. Hier bilden Implantat und Brust eine Einheit, das Implantat macht die Bewegungen der Brust zum Großteil mit. Die Natürlichkeit betrifft aber nicht nur das Aussehen, sondern auch die Haptik. Bei einer optimalen Einheilung, also wenn die Bindegewebshülle dünn und zart bleibt, ist das Implantat beim Betasten kaum auszumachen und bleibt mitunter vollständig unerkannt. Aus diesen Gründen ist diese Positionierung grundsätzlich anzustreben, vorausgesetzt, die notwendigen Rahmenbedingungen sind erfüllt. Die Operation ist am wenigsten schmerzhaft, und daher ist auch die postoperative Erholungsphase am kürzesten.

Die Nachteile der Positionierung über dem Muskel sind:
· Bei Auftreten einer Kapselfibrose (siehe Kapitel „Kapselbildung, Verträglichkeit, Immunologie") ist diese deutlicher erkennbar und spürbar als bei einer Positionierung unter dem Brustmuskel.
· Wenn das Gewebe der Patientin schlaff ist, kann das Implantat aufgrund seines Eigengewichtes zu einer verstärkten Absenkung der Brust führen.

- Mögliches Auftreten von „Rippling" (siehe Kapitel „Risiken – Komplikationen"). Bei der Positionierung über dem Muskel ist diese Komplikation viel häufiger.

Die Positionierung der Implantate über dem Muskel wende ich bei etwa 50 % meiner Patientinnen an.

2. POSITIONIERUNG UNTER DEM MUSKEL

Wie eingangs erwähnt, unterliegt die Entscheidung zur Platzierung unter dem Muskel klaren medizinischen Richtlinien. Ist die vorhandene Brust sehr klein und zart, genügt sie nicht, um das Implantat ausreichend zu umhüllen. In diesem Fall wählt man die Positionierung unter dem Muskel, die außerdem folgende Vorteile mit sich bringt: Das Auftreten von „Rippling" (siehe Kapitel „Risiken – Komplikationen") ist sehr selten, eine Kapselfibrose ist weniger spürbar und ein verstärktes Absinken der Brust findet nicht statt, weil der Brustmuskel die Beibehaltung der Implantatlage unterstützt. Zudem betont der Brustmuskel das Dekolleté, weil seine Schichtdicke die implantatbedingte Erhöhung um etwa 1 cm ausweitet. Dies ist bei flachen Brustkörben und sehr tief sitzenden Brüsten ein echter Vorteil, bei gewölbtem Brustkorb und hoch sitzenden Brüsten allerdings nicht wünschenswert.

Die Nachteile der Positionierung unter dem Muskel sind:

- Der Eingriff ist etwas schmerzhafter als bei der Positionierung über dem Muskel.
- Das Implantat kann durch den Druck des Muskels nach oben und/oder nach außen gedrückt werden (Implantat-Verschiebung).
- Die Brust verformt sich sichtbar, wenn der Brustmuskel angespannt wird.
- Nach einigen Jahren kann es zu einer Doppelprojektion kommen, weil die vorhandene Brust (vorausgesetzt, sie hat eine gewisse Größe) absinkt und das Implantat unter dem Brustmuskel diese langsame Positionsänderung nicht mitmacht. Es kann dadurch zur Bildung von zwei Buckeln kommen, weil der obere Rand der Implantate durch den Muskel hindurch sichtbar wird und die abgeschlaffte Brust nunmehr weiter unten liegt („Double-Bubble-Kontur").
- Das Dekolleté beginnt relativ weit oben, weil über dem Implantat auch noch die Muskelschicht liegt. Deswegen muss bei dieser Positionierung fast immer ein anatomisches Implantat verwendet werden, damit kein unnatürliches (rundlich gewölbtes) Dekolleté entsteht. Dennoch kommt es oft genug zu unschönen Ergebnissen, wenn bei der Operation dieser Tatsache nicht ausreichend Aufmerksamkeit geschenkt wurde.

Die Positionierung der Implantate unter dem Muskel wende ich bei etwa 20–25 % meiner Patientinnen an.

Die Platzierung der Implantate über dem Brustmuskel ist die natürlichste, weil die Implantate die altersbedingte Lageveränderung der Brust mitmachen. Wenn zur Ummantelung des Implantates nicht genügend Brustgewebe vorhanden ist, muss das Implantat unter oder halb unter den Brustmuskel gelegt werden, der die Umhüllung des Implantates übernimmt.

3. POSITIONIERUNG HALB ÜBER, HALB UNTER DEM MUSKEL

In jüngster Zeit wird eine Methode eingesetzt, bei welcher die Implantate im oberen Bereich unter dem Muskel und im unteren Bereich über dem Muskel positioniert werden. Dabei wird der Brustmuskel auf Höhe der Brustwarze einfach eingeschnitten, und das Implantat gelangt daher erst hier unter den Muskel, während es unterhalb der Brustwarze über dem Muskel liegt. Mit dieser Technik wird versucht, die Vorteile beider Platzierungen zu kombinieren und gleichzeitig deren jeweilige Nachteile zu minimieren. Tatsächlich findet man Publikationen über diese Operationsmethode, die über kurze postoperative Heilungsphasen, Ausbleiben von Implantatverschiebungen, „Double-Bubble-Deformität" und „Rippling"-Komplikation berichten sowie über deutlich weniger bewegungsbedingte Brustverformung. Gleichzeitig seien die Vorteile des schönen Dekolletés, der guten Haptik und des geringeren Absinkens der Brust gegeben. Auch ich setze diese Methode seit einigen Jahren ein, wenn sie mir bei Einbeziehung aller Überlegungen angebracht erscheint. Der wichtigste Punkt in diesem Zusammenhang ist die Position der Brust in Relation zum Brustmuskel. Liegt die Brust beispielsweise sehr tief, würde sogar der gesamte Brustmuskel das Implantat nur zum Teil bedecken und bei Anwendung der Halb/Halb-Methode zu einem noch geringeren Teil, womit das Ziel der ausreichenden Weichteil-ummantelung durch den Muskel nicht mehr erreicht würde.

Die Halb/Halb-Methode setze ich bei etwa 20–25 % meiner Patientinnen ein.

Die Platzierung der Implantate halb über/halb unter dem Brustmuskel verbindet die Vorteile der Positionierungen über und unter dem Brustmuskel und schließt gleichzeitig deren jeweilige Nachteile zum Großteil aus.

BUCKLIGES DÉCOLLETÉ

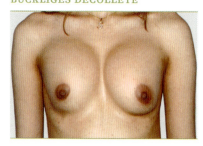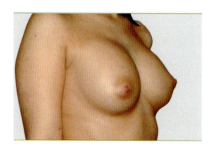

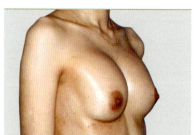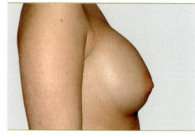

Beispiele zu hoch platzierter Implantate bei Brüsten mit hohem Ansatz und Positionierung der Implantate unter dem Muskel

POSITIONIERUNG ÜBER DEM MUSKEL, POSTOPERATIVES ERGEBNIS

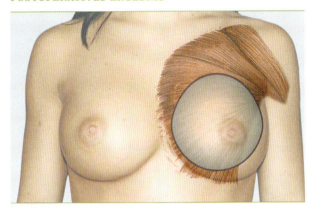

Halbschematische Darstellung über dem Muskel

Positionierung anatomischer Implantate über dem Muskel, 250g bds., Zugang über Unterbrustfalte

POSITIONIERUNG UNTER DEM MUSKEL, POSTOPERATIVES ERGEBNIS

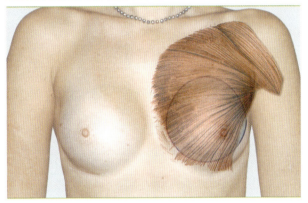

Halbschematische Darstellung unter dem Muskel

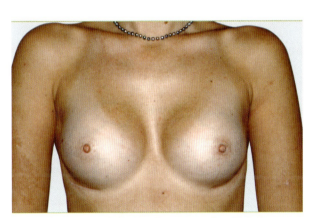

Positionierung anatomischer Implantate unter dem Muskel, 225g bds., Zugang über Unterbrustfalte

POSITIONIERUNG HALB ÜBER, HALB UNTER DEM MUSKEL, POSTOPERATIVES ERGEBNIS

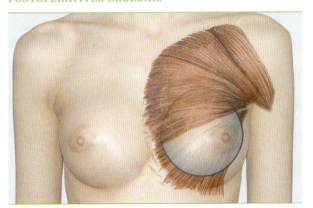

Halbschematische Darstellung halb über/halb unter dem Muskel

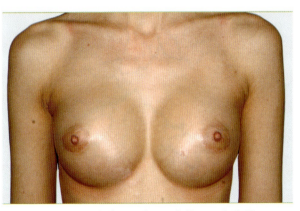

Positionierung anatomischer Implantate halb unter/halb über dem Muskel, 275g bds., Zugang über den Warzenhof

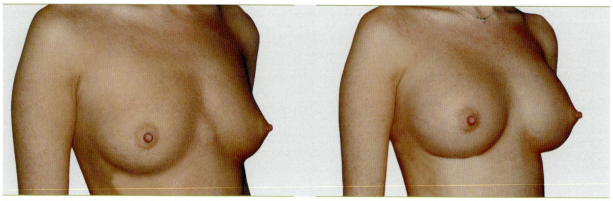

VORHER

NACHHER
Positionierung anatomischer Implantate über dem Muskel,
li 300g, re 275g, Zugang über Unterbrustfalte

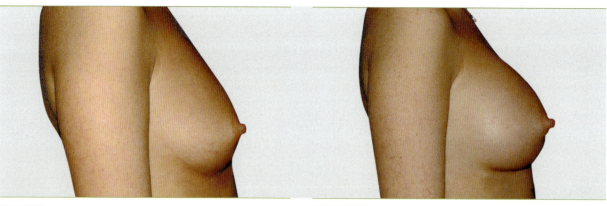

VORHER

NACHHER
Positionierung anatomischer Implantate über dem Muskel,
li 300g, re 275g, Zugang über Unterbrustfalte

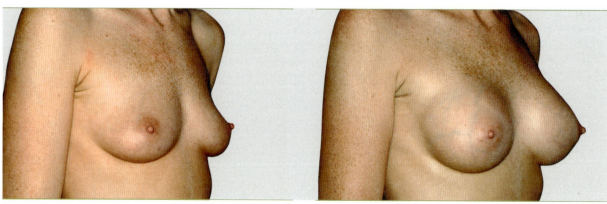

VORHER

NACHHER
Positionierung anatomischer Implantate über dem Muskel,
250g bds., Zugang über Achsel

POSITIONIERUNG ÜBER DEM MUSKEL

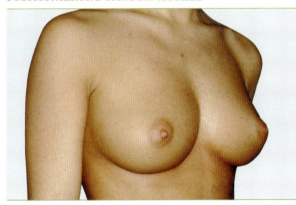

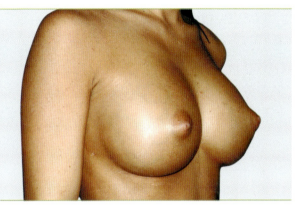

VORHER

NACHHER
Positionierung anatomischer Implantate über dem Muskel,
250g bds., Zugang über Unterbrustfalte

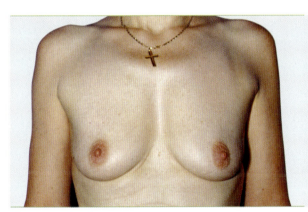

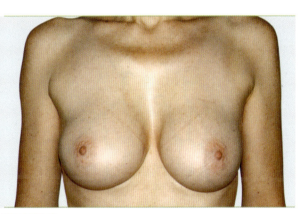

VORHER

NACHHER
Positionierung anatomischer Implantate über dem Muskel,
280g bds., Zugang über Unterbrustfalte

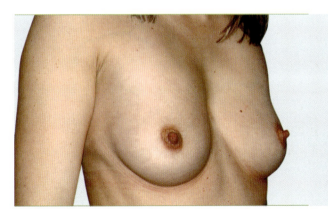

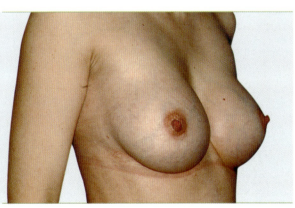

VORHER

NACHHER
Positionierung anatomischer Implantate über dem Muskel,
li 240g, re 280g, Zugang über Unterbrustfalte

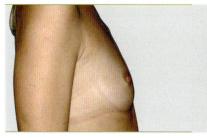 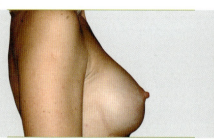 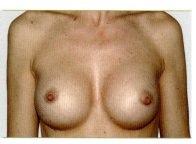

VORHER

NACHHER
Positionierung anatomischer Implantate unter dem Muskel,
300g bds., Zugang über Unterbrustfalte

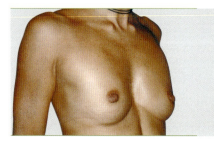 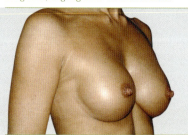

VORHER

NACHHER
Positionierung anatomischer Implantate unter dem Muskel,
250g bds., Zugang über Unterbrustfalte

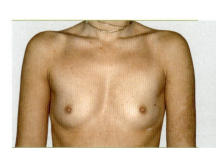 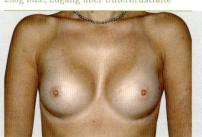

VORHER

NACHHER
Positionierung anatomischer Implantate über dem Muskel,
225g bds., Zugang über Unterbrustfalte

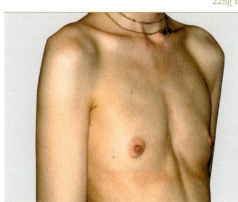 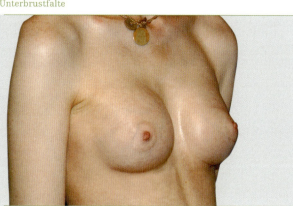

VORHER

NACHHER
Positionierung anatomischer Implantate unter dem Muskel,
250g bds., Zugang über Unterbrustfalte

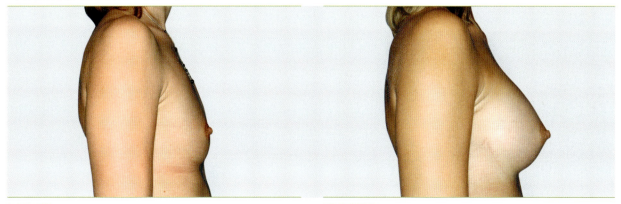

VORHER

NACHHER
Positionierung anatomischer Implantate unter dem Muskel,
li 295g, re 285g, Zugang über die Achsel

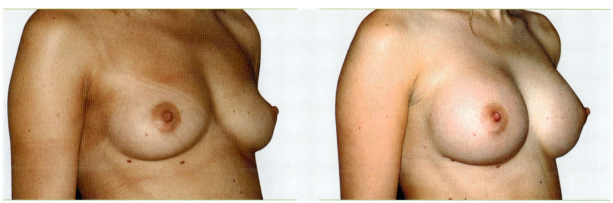

VORHER

NACHHER
Positionierung anatomischer Implantate unter dem Muskel,
li 250g, re 225g, Zugang über die Unterbrustfalte

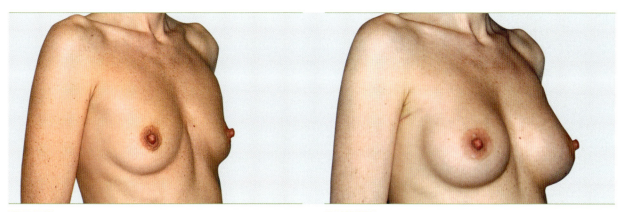

VORHER

NACHHER
Positionierung anatomischer Implantate unter dem Muskel,
245g bds., Zugang über die Achsel

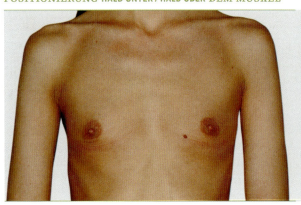

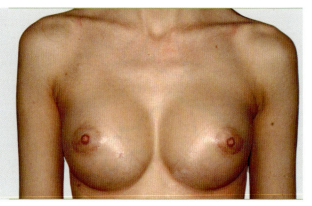

VORHER

NACHHER
Positionierung anatomischer Implantate halb unter/halb über dem
Muskel, 275g bds.; Zugang über den Warzenhof. Außerdem Beispiel
einer Verstärkung der ungleichen Positionierung der Warzenhöfe
durch die Operation

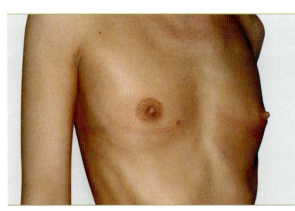

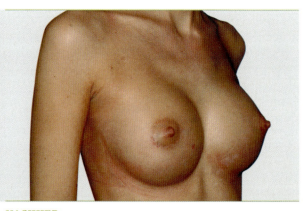

VORHER

NACHHER
Positionierung anatomischer Implantate halb unter/halb über dem
Muskel, 275g bds.; Zugang über den Warzenhof. Außerdem Beispiel
einer Verstärkung der ungleichen Positionierung der Warzenhöfe
durch die Operation

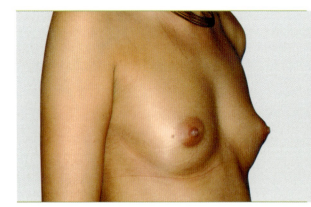

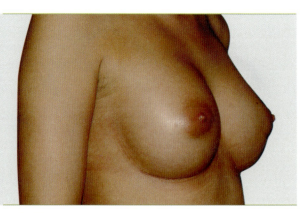

VORHER

NACHHER
Positionierung anatomischer Implantate halb unter/halb über dem
Muskel, 300g bds.; Zugang über die Unterbrustfalte

VI
STRAFFUNG

IST EINE GLEICHZEITIGE STRAFFUNG NOTWENDIG?

VI Ist eine gleichzeitige Straffung notwendig?

„Wenn der Busen vorher hängt, hängt er nachher auch". Vor jeder Brustvergrößerung muss deshalb erwogen werden, ob nicht eine gleichzeitige Straffung notwendig ist.

Eine Brustvergrößerung kann nur selten eine abgeschlaffte Brust „korrigieren". Eine Brust ist dann schlaff, wenn die Haut unterhalb und seitlich des Warzenhofes im Verhältnis zum vorhandenen Gewebe überschüssig ist. Je nach Ausmaß des Überschusses kann das Implantat dieses Missverhältnis teilweise oder überwiegend korrigieren. In allen Fällen jedoch bewirkt das Implantatvolumen eine Dehnung der Haut, und das Eigengewicht des Implantates führt seinerseits in relativ kurzer Zeit (Monate) zu einer zusätzlichen Ausweitung der Haut. Beides führt zu einem relativ raschen (neuerlichen) Absinken der Brust. Daher gilt: „Wenn der Busen vorher hängt, hängt er nachher auch".

Nur wenn die Brust wirklich klein ist und hängt, kann die Brustvergrößerung allein, ohne gleichzeitige Straffung, zu einem korrekten Ergebnis führen. Hier muss das ausführliche Aufklärungsgespräch Klarheit schaffen, ob eine gleichzeitige Straffung notwendig ist.

HÄNGENDE BRUST/AUGMENTIERTE HÄNGENDE BRUST

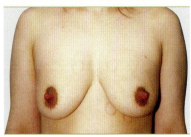

VORHER

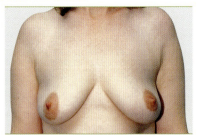

VORHER

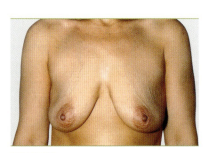

VORHER

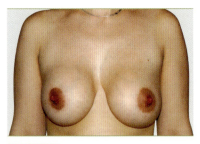

NACHHER
Positionierung anatomischer Implantate über dem Muskel, li 270g, re 245g, Zugang über Unterbrustfalte

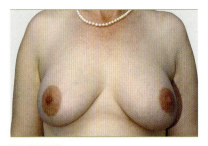

NACHHER
Positionierung anatomischer Implantate über dem Muskel, 200g bds., Zugang über Unterbrustfalte

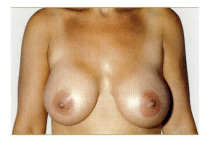

NACHHER
Positionierung anatomischer Implantate über dem Muskel, 295g bds., Zugang über Unterbrustfalte

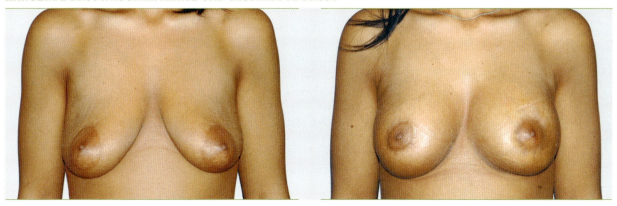

VORHER

NACHHER
Positionierung runder Implantate über dem Muskel,
li 250g, re 225g, Zugang über den Warzenhof

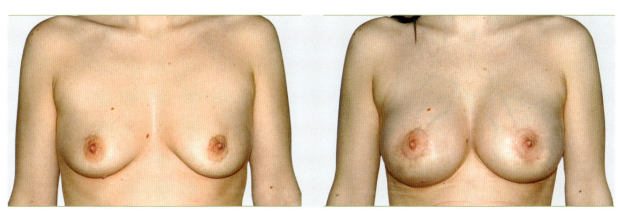

VORHER

NACHHER
Positionierung anatomischer Implantate über dem Muskel,
li 275g, re 250g, Zugang über den Warzenhof

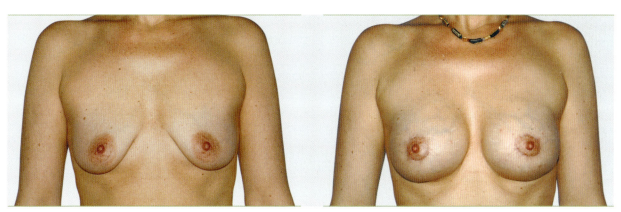

VORHER

NACHHER
Positionierung runder Implantate über dem Muskel,
li 250g, re 225g, Zugang über den Warzenhof

VII
OPERATIONS-VORBEREI-TUNG

OP-VORBEREITUNG, OP-VERLAUF, SPITALSAUFENTHALT

VII OP-Vorbereitung, OP-Verlauf, Spitalsaufenthalt

Für die Dauer von 14 Tagen vor der Operation sollten blutgerinnungshemmende Medikamente (Aspirin, Marcoumar, Vitamin E etc.) abgesetzt werden, da diese die Blutgerinnung verzögern können. Auch Alkohol und Schlafmittel sollten Sie weitestgehend vermeiden, weil sie die Gerinnungsbereitschaft des Blutes herabsetzen und damit das Risiko einer Nachblutung erhöhen. Der Zigarettenkonsum sollte möglichst eingestellt werden (Nikotin hat eine gefäßverengende Wirkung, was zu Wundheilungsstörungen führen kann).

Die Operation findet unter Allgemeinnarkose statt. Daher benötigen Sie vor dem Eingriff folgende Untersuchungen:

- Lungenröntgen, Mammographie und EKG
- Komplettes Blutbild inkl. Blutgruppe, HIV-Test und Hepatitis A, B, C
- Operationsfreigabe durch den Allgemeinmediziner oder Internisten

Bitte bringen Sie das Röntgenbild und alle Befunde zum OP-Termin mit. Zur reibungslosen Abwicklung der Aufnahmeformalitäten sollten Sie sich im Krankenhaus mindestens 2 ½ Stunden VOR der Operation einfinden.

Ich führe den Eingriff deshalb in Vollnarkose durch, weil ich das erhöhte Risiko eines Eingriffs in Lokalanästhesie, der dadurch nur unwesentlich billiger wird, im Sinne der Patientensicherheit nicht eingehen will. Grundsätzlich kontrolliere ich bei der OP durch Aufsetzen der Patientin die Position, Form und Größe des gewählten Implantates. Am Ende der OP wird ein Drainageschlauch eingeführt und die Wunde vernäht. Die Patientin kann nach der Entfernung der Drainage das Krankenhaus in der Regel am Tag nach der OP verlassen.

Eine Brustvergrößerung findet in Vollnarkose statt und dauert zwischen 45 und 60 Minuten. Die Patientin verlässt das Spital in der Regel am Tag nach dem Eingriff.

HINWEIS

Ich führe eine Brustvergrößerung keinesfalls in einer Ordination durch, weil in einer Ordination sowohl das Komplikationsmanagement als auch die Hygienekriterien meinem medizinischen Standard nicht entsprechen.

Auf Wunsch organisieren meine MitarbeiterInnen die gesamte Abwicklung der Operationsvorbereitung.

VIII NACHSORGE

WAS IST NACH DER OPERATION ZU BEACHTEN?

VIII Nachsorge

Sie verlassen das Krankenhaus mit einem straffen (Tape-)Verband. Nach etwa fünf Tagen kann der Verband gegen einen gut sitzenden Stütz-BH ausgewechselt werden. Dieser sollte für etwa vier Wochen getragen werden, damit sich ein exaktes neues Bett für die Implantate bilden kann und damit sich diese nicht mehr verschieben können. Bei der Positionierung des Implantates besteht, wie bereits erwähnt, durch den konstanten Druck des Muskels auf das Implantat eine erhöhte Verrutschungsgefahr. Deshalb soll über dem Stütz-BH noch ein Gurt getragen werden, der das Implantat zusätzlich in seiner Position sichert. In der postoperativen Phase kann kaltes Duschen den Heilungsprozess unterstützen (angeregte Durchblutung). Während der ersten zwei Monate sollte darauf geachtet werden, jede Form der Überbeanspruchung zu unterlassen (sportliche Aktivitäten, Haushaltsarbeiten wie z. B. Bügeln oder Fensterputzen), um Veränderungen in der Positionierung der Implantate zu verhindern. Sie und Ihr Sexualpartner sollten äußerst behutsam mit Ihren Brüsten umgehen. Ebenso sollte das Tragen von Bügel-BHs und Büstenhaltern, die die Brüste stark anheben, während der ersten sechs Monate vermieden werden (der Druck des Bügels kann eine verstärkte Narbenbildung hervorrufen). Von direkter Sonnenbestrahlung der Narben (auch Solarium) ist während der ersten sechs Monate abzuraten, weil es dadurch zu einer bräunlichen Verfärbung kommen kann.

Gerade bei der Brustvergrößerung sind regelmäßige Kontrollen wichtig. Vorzeitige Kapselfibrosen, schlechte Narbenbildungen, Implantatverschiebungen etc. sollten rechtzeitig erkannt und korrigiert werden. Innerhalb des ersten Jahres nach der Operation besuchen mich meine Patientinnen vier Mal im ersten Monat, danach zwei Mal innerhalb der nächsten zwei Monate, ein Mal nach sechs Monaten und zuletzt im 12. Monat. Nur durch diese engmaschigen Kontrollen kann eine optimale Betreuung gewährleistet werden, ein Umstand, dem bei einer im Ausland durchgeführten Operation mit Sicherheit nicht im selben Maß Rechnung getragen werden kann.

Brustimplantate behindern die mammographische Routineuntersuchung (Krebsvorsorgeuntersuchung) nicht – es genügt, Ihre(n) Radiologen/-in über Ihre Brustvergrößerung zu informieren. Die Implantate werden trotz anders lautender Gerüchte bei dieser Untersuchung weder beschädigt noch verschoben. Unabhängig davon ist die Mammographie per se ohnedies nicht die ideale Krebsvorsorgeuntersuchung (Trefferquote etwa 50 %), idealerweise sollten Frauen eine MR-Mammographie (Magnetresonanz-Untersuchung) durchführen, deren Trefferquote bei über 90 % liegt. Gleichzeitig ist diese Untersuchungsmethode auch die beste hinsichtlich des Erkennens einer Implantat-Ruptur. Bedauerlicherweise werden die Kosten einer MR-Untersuchung von den Krankenkassen nicht routinemäßig übernommen.

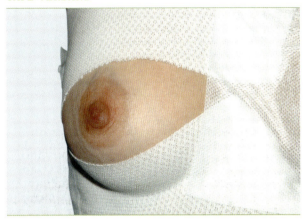

Nach einer Brustvergrößerung sollten Überbeanspruchung (vier Wochen), direkte Sonnenbestrahlung der Narben (sechs Monate) sowie das Tragen von Reifen-BHs (sechs Monate) vermieden werden.

Brustimplantate behindern die mammographische Routineuntersuchung (Krebsvorsorgeuntersuchung) nicht – es genügt, Ihre(n) Radiologen/-in über Ihre Brustvergrößerung zu informieren.

STÜTZ-BH MIT UND OHNE STUTTGARTER GÜRTEL

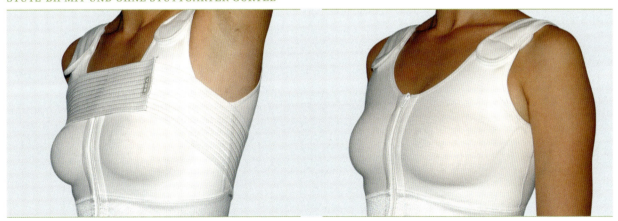

Der Stuttgarter Gürtel sichert die Position des Implantates zusätzlich (bei Positionierung unter dem Muskel)

IX
KAPSEL-
BILDUNG

KAPSELFIBROSE – WIE ENTSTEHT SIE UND WARUM?

IX Kapselbildung – Kapselfibrose

Der Körper reagiert auf den Fremdkörper „Implantat" mit der Bildung einer fibrösen Kapsel (Bindegewebekapsel). Diese Kapsel ist idealerweise zart und weich und daher nicht spürbar. Bei 3–5 % aller Brustvergrößerungen kommt es zu einer verdickten und verhärteten Kapsel, der vielzitierten Kapselfibrose, die im Extremfall zu sichtbaren Verformungen, Verhärtungen und Schmerzen führen kann. Ende der 1970er Jahre wurde die Kapselfibrose erstmals in verschiedene Stadien eingeteilt. 1995 modifizierte James L. Baker jr., einer der bekanntesten US-amerikanischen plastischen Chirurgen, diese Stadieneinteilung und publizierte die bis zum heutigen Zeitpunkt allgemein gültige Einteilung.

Nach Baker werden vier Grade der Kapselfibrose unterschieden:

Grad I   –   weiche Konsistenz der Brust mit natürlichem Aussehen
Grad II   –   leicht verhärtete Konsistenz der Brust, jedoch weiterhin natürliches Aussehen
Grad III –   Verhärtung der Brust mit sichtbarer Verformung
Grad IV   –   Verhärtung der Brust mit begleitender Schmerzsymptomatik und massiver Verformung

Obwohl in der Publikation lediglich Grad IV als medizinisch schlechtes Ergebnis gewertet wird, korrigiere ich bei bestehendem Wunsch bereits Grad III.

Genau genommen ist die Kapselfibrose die verstärkte Form einer normalen Körperreaktion, die verschiedene Ursachen haben kann. Es gibt bekannte und wenig bekannte (erforschte) Ursachen der Kapselfibrose sowie vermeidbare bzw. unvermeidbare Auslöser.

Der emeritierte Pathologieprofessor Georg Wick aus Innsbruck befasste sich eingehend mit dieser Problematik. Er fand heraus, dass es sich bei der Kapselbildung nicht um eine Immunreaktion des Körpers auf Silikon handelt (es konnten bislang weder allergische noch Immunreaktionen auf Silikon nachgewiesen werden), sondern um eine Immunreaktion des Körpers gegen das „Hitze-Stress-Eiweiß" (engl.: heat shock protein – HSP). Dieses Protein kommt in fast allen Zellen vor und wird bei Stress ausgeschüttet. Moderater Stress entsteht durch die Operation, erhöhter Stress durch unsanftes Hantieren, Infektion, Nachblutung und zu rascher Dehnung der Haut. Gegen dieses Hitze-Stress-Eiweiß bildet der Körper Antikörper, die wiederum die Bildung der Kapsel und vor allem deren Ausbildung (Dicke) zur Folge haben. Es gilt: Je mehr Eiweiß ausgeschüttet wird, umso stärker die Kapselbildung.

Die nachstehende Übersicht soll Ihnen die wichtigsten Kenntnisse über diese häufigste Komplikation der Brustvergrößerung nahebringen.

Der Körper reagiert auf das eingebrachte Brustimplantat mit der Bildung einer Bindegewebehülle, die im Idealfall weich und zart bleibt. In 3–5 % aller Brustvergrößerungsoperationen verdickt und verhärtet die Hülle und zieht sich zusammen. In diesem Fall spricht man von einer Kapselfibrose, die operativ korrigiert werden kann.

1. VERMEIDBARE URSACHEN

1. Infektion
2. Hämatom – Nachblutung
3. Trauma
4. Implantatoberfläche

Infektion

Bei jeglichem Hantieren mit Fremdmaterial ist das Einhalten der Sterilitätskriterien oberstes Gebot, weil Fremdmaterialien, also auch Silikon, für Bakterien ein reaktionsloses Siedlungsgebiet darstellen. Deswegen führe ich eine Brustvergrößerung grundsätzlich nur in einem standardisierten Operationssaal durch und niemals in einem Eingriffsraum oder einer Ordination.

Es gibt pathogene Infektionen (= krankheitsauslösend, induzieren Fieber, Schwellung, Rötung und Eiterbildung) und apathogene Infektionen (= nicht krankheitsauslösend, induzieren jedoch Langzeitreaktionen).

Auf eine pathogene Infektion folgt – nach ihrer Behandlung durch Antibiotika – relativ kurzfristig (Wochen bis Monate) eine verstärkte Kapselbildung, die befallene Brust fühlt sich härter und fester an als die nicht befallene.

Die apathogene Infektion bleibt zumeist unerkannt und führt oft erst nach Jahren zu Kapselfibrose bzw. Bildung einer Flüssigkeitsansammlung zwischen Implantat und Kapsel, die in der Magnetresonanz-Untersuchung als Flüssigkeitssaum imponiert. Zusammenfassend daher nochmals: Während einer Brustvergrößerung ist höchste Sterilität geboten, um diese (vermeidbare) Ursache der Kapselfibrose auszuschließen!

Nachblutung – Hämatom

Wie bei jeder Operation kann es auch nach einer Brustvergrößerung zu einer Nachblutung kommen. Das ausgetretene Blut sammelt sich um das Implantat und bildet das sogenannte Hämatom (Bluterguss). Während bei anderen Operationen mit der Entfernung des ausgetretenen Blutes und der Stillung der Blutungsquelle diese Komplikation beherrscht wird, kommt es bedauerlicherweise nach Hämatomen bei Brustvergrößerungen zusätzlich zur Bildung einer

Kapselfibrose, wodurch, ähnlich wie bei der Infektion, die befallene Brust härter und fester wird als die nicht befallene. Bei der Brustvergrößerung sollte daher ganz besonderes Augenmerk auf akribische Blutstillung gelegt werden!

Trauma

Das Wort Trauma kommt aus dem Griechischen und bedeutet „Wunde" (Verletzung). Jede Operation stellt für den Körper per se eine Verletzung dar, und er reagiert auf die Verletzung mit der Bildung von Bindegewebe. Je größer das Trauma, umso stärker die Bindegewebsbildung. Der Operateur hat es jedoch in der Hand, das Ausmaß dieser Verletzung möglichst gering zu halten. Das betrifft einerseits das Hantieren während der Operation und andererseits das Ausmaß der Hautdehnung. Daraus geht hervor, dass übermäßig rasches Operieren gepaart mit brutalem Präparieren einerseits sowie unbesonnen starke Brustvergrößerungen andererseits die Bildung von Kapselfibrosen begünstigen. Daher ist bei dieser Operation trotz der relativen technischen Einfachheit ein ruhiges und sanftes Vorgehen besonders wichtig, und der Auswahl der Implantatgröße muss ebenfalls besondere Beachtung geschenkt werden. Es liegt auf der Hand, dass die plötzliche und vehemente Dehnung der Brust durch ein übergroßes Implantat ein starkes Trauma darstellt, das eine verstärkte Bindegewebereaktion zur Folge hat. Das Problem der zu starken Dehnung kann ggf. durch zweizeitiges Vorgehen gelöst werden (siehe Kapitel „Größe der Implantate").

Implantatoberfläche

Der Zusammenhang zwischen Art der Implantatoberfläche und der Bildung einer Kapselfibrose ist eines der am intensivsten beforschten Gebiete der Brustvergrößerung. Es gibt hunderte, teilweise exzellente Publikationen zu diesem Thema, und dennoch herrscht hier immer noch keine Klarheit. Obwohl die Mehrheit der Publikationen den texturierten Implantatoberflächen den Vorzug gegenüber den glatten gibt, kann derzeit nicht mit Sicherheit gesagt werden, welche Oberflächenart die Kapselfibrose am wenigsten hervorruft. Sicher ist lediglich, dass Texturierte nicht schlechter als Glatte sind. Somit ist man mit der Verwendung texturierter Implantate auf der sicheren Seite (siehe Kapitel „Hülle der Implantate").

2. UNVERMEIDBARE URSACHEN

Neben den erforschten Ursachen der Kapselfibrose verbleibt die große Unbekannte, die individuellen Körperreaktionen auf den Eindringling „Silikonimplantat". Operateure mit vierstelligen Operationslisten und enormer Routine berichten immer wieder über unerwartete Kapselfibrosen trotz perfekt gelaufener Operation, sorgfältig gewählter Implantate und komplikationslosem postoperativen Verlauf. Kapselfibrosen mit nicht nachweisbarer Ursache sind bedauerlicherweise die überwiegende Mehrheit. Die Betroffenen sollten daher wissen, dass in diesem Bereich noch einiges verborgen ist und der Operateur nicht immer verantwortlich gemacht werden kann.

Der Entstehungsmechanismus der Kapselfibrose wird seit Jahren intensiv erforscht. Neuesten Erkenntnissen zufolge handelt es sich nicht um eine Fremdkörperreaktion auf Silikon, sondern um eine Autoimmunreaktion auf das körpereigene Hitze-Stress-Eiweiß, das im Zuge der Operation in Abhängigkeit vom Ausmaß des Traumas von den Körperzellen der Umgebung ausgeschüttet wird.

---

3. KAPSELFIBROSE NACH BESTRAHLUNGSTHERAPIE

Silikonimplantate erhöhen – mittlerweile allgemein bekannt – das Brustkrebsrisiko nicht. Wenn nun eine brustaugmentierte Frau zufällig Brustkrebs bekommt und im Rahmen der Therapie eine Bestrahlung notwendig ist, bewirkt diese Behandlung regelhaft eine massive Verhärtung der Bindegewebshülle, es kommt sehr oft zu einer massiven Kapselfibrose.

4. NICHT-OPERATIVE KORREKTUR EINER KAPSELFIBROSE

Kommt es zu einer Kapselfibrose, bedeutet das nicht unbedingt, dass die Implantate entfernt werden müssen und die Patientin wieder mit der ungewünschten Oberweite leben muss. Die ersten Versuche Kapselfibrosen zu korrigieren, beschränkten sich auf das feste Zusammendrücken der Kapsel durch den Arzt, bis ein hör- und spürbares Knacken erreicht wurde. Dabei wurde die Kapsel einfach „zerbrochen", und die Brust fühlte sich danach weicher an. Diese Maßnahme wurde mit dem Begriff „Kapselsprengung" definiert. Diese nicht-operative Methode zeigte jedoch überwiegend schlechte Erfolge und ist sehr schmerzhaft, sodass sie heutzutage nicht mehr empfohlen werden kann.

Etwas erfolgversprechender scheinen Berichte über die Behandlung von Kapselfibrosen mit Ultraschall. Dabei wird ein 2-mHz-Ultraschall-Generator verwendet, wobei zwischen 4 und 16 Sitzungen beschrieben werden. Etwa 75 % der behandelten Frauen zeigten nach einem Jahr eine merkliche Verbesserung (Aufweichung) der Kapselfibrose.

5. OPERATIVE KORREKTUR EINER KAPSELFIBROSE

Die ersten operativen Versuche bestanden in der vollständigen Entfernung der Kapsel und dem Einbringen des Implantates in ein neues, sozusagen „jungfräuliches" Wundbett. Es zeigte sich jedoch, dass die Refibroserate sehr hoch war, was bei kurzem Nachdenken gar nicht verwundert: Wenn bei einem Menschen die Tendenz zur Kapselfibrose besteht, dann führt die Entfernung der Kapsel ja lediglich zur Wiederholung des ursprünglichen Ereignisses, und deswegen kommt es auch wieder zu einer Kapselfibrose (es sei denn, die Ursache für die Kapselfibrose war eine vermeidbare).

In weiterer Folge ging man dazu über, bei der operativen Revision die Kapsel lediglich mehrfach längs und quer zu zerschneiden. Dadurch entstehen mehrere kleine Kapselstücke, die frei beweglich sind und die Brust haptisch wieder weich erscheinen lassen. Die Erfolgsrate dieser Korrekturmethode liegt bei über 50 %.

Bei sehr harter Kapsel reicht diese Technik nicht aus, weil insbesondere bei wenig vorhandener Eigenbrust die geschaffenen kleinen Kapselstücke spürbar bleiben. Daher wird in solchen Fällen ein anderer Weg gewählt: Man entfernt das Implantat, löst die obere Schale der Kapsel vom darüber gelegenen Brustgewebe und platziert das Implantat in die nunmehr neu geschaffene Höhle. Bei diesem „Kompromiss" wird das Gewebe zwar stärker traumatisiert als beim alleinigen Zerschneiden der Kapsel, jedoch weit weniger als bei einer vollständigen Entfernung der Kapsel.

6. VORBEUGENDE MASSNAHME ZUR VERMEIDUNG EINER KAPSELFIBROSE

Es gibt einige Publikationen, in welchen eine vorbeugende Maßnahme gegen die Kapselbildung beschrieben wird. Die Maßnahme besteht darin, die Brust nach Erreichen der Schmerzfreiheit während drei bis vier Monaten nach der Operation drei Mal täglich senkrecht zusammenzudrücken. Dadurch wird der Durchmesser des Implantates drei Mal täglich erweitert, was wiederum das Auftreten einer kontrahierenden Kapselfibrose herabsetzt. Ich empfehle meinen Patientinnen diese Maßnahme.

Es gibt vermeidbare und unvermeidbare Ursachen für die Entstehung einer Kapselfibrose. Zu den vermeidbaren Ursachen gehören starkes Operationstrauma, Nachblutungen und Infektionen. Die unvermeidbaren Ursachen sind individuelle Reaktionen auf das Implantat.

NORMALE KAPSEL

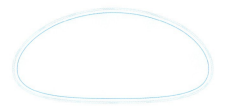

Dünne, zarte Hülle, keine Implantatverformung

KAPSEL BAKER III/IV

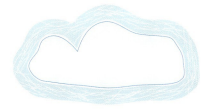

Dicke Hülle, Implantatverformung

BEISPIEL EINER KAPSELFIBROSE IM STADIUM BAKER IV

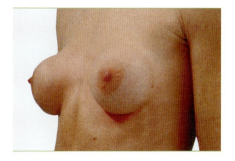

X
ALTERNATIVE EIGENFETT?

BRUSTVERGRÖSSERUNG DURCH EIGENFETT-
TRANSPLANTATIONEN

X Brustvergrößerung durch Eigenfetttransplantationen

Eine Brustvergrößerung durch den Transfer von körpereigenem Fett durchzuführen wäre natürlich ideal, weil das Füllmaterial kostenlos ist und es verständlicherweise keine wie auch immer gearteten Unverträglichkeitsreaktionen geben kann. Deswegen befassen sich seit geraumer Zeit viele Gruppen mit diesem Thema, und in den letzten zwei Jahren mehren sich Berichte über erfolgreiche Eingriffe.

Bei der Eigenfetttransplantation wird von einer Körperstelle Fett entnommen und an einer anderen Körperstelle eingebracht. Da es sich dabei um den Transfer von biologischem, also lebendigem, Gewebe handelt, muss das transferierte Gewebe im Empfängerbett Anschluss an das Gefäßnetz finden. Ohne Blutversorgung gehen die transplantierten Fettzellen zugrunde, sterben ab und werden vom Körper abgebaut.

Wenn körpereigenes Gewebe auf diese Art transplantiert wird, werden im Empfängerbett sofort Angiosome aktiviert (kleinste Gefäßknospen), und innerhalb von 12–24 Stunden sprossen Kapillaren (feinste Blutgefäße) aus, die Anschluss an das transplantierte Gewebe finden und dieses mit Blut versorgen.

Aus dem Geschilderten geht hervor, dass dieser Prozedur natürliche Grenzen gesetzt sind: Wenn zu viel auf einmal transplantiert wird bzw. an gefäßarme Körperstellen, können nicht alle Fettzellen rechtzeitig mit Blut versorgt werden, der Großteil des transplantierten Gewebes geht zugrunde.

Im Zusammenhang mit der Brustvergrößerung gibt es aber unterschiedliche und kontroversielle Meldungen über Machbarkeit, Erfolge und Nachteile dieser Methode.

Das wichtigste Argument gegen die Brustvergrößerung mit Eigenfetttransplantation kam von Seite der OnkologInnen (KrebsspezialistInnen). Diese führten an, dass die nach dem Eingriff abgestorbenen Fettzellen verkalken und bei der routinemäßigen Krebsvorsorgeuntersuchung (Mammographie) irrtümlich für Mikrokalk gehalten werden können, eines der wichtigsten Indizien für das Vorliegen von Brustkrebs. Mittlerweile meldeten sich jedoch auch die eigentlich betroffenen RadiologInnen zu Wort und stellten ausdrücklich fest, dass für einen Routinier diese Verwechslungsgefahr nicht gegeben ist. Für die interessierte Leserin ist die Nachricht natürlich von besonderer Bedeutung, weil damit keine medizinische Gegenanzeige für die Eigenfetttransplantation mehr verbleibt.

Anders verhält es sich bei der Erfolgsrate. Sinnvolle Vergrößerungen bewegen sich in einem Rahmen von 100 – 500 ml/Brust.

Um solche Mengen von Eigenfett zur Einheilung zu bringen, müsste eine zweistellige Anzahl von Eingriffen geplant werden, was nicht gerade einladend ist, wenn man bedenkt, dass zwischen jeder Sitzung zumindest zwei Monate verstreichen sollten.

Im Jänner 2008 nahm ich an einem Kongress teil, wo erstmals glaubwürdig von zwei Gruppen (Paris, Los Angeles) geradezu verblüffende Ergebnisse nach nur einer Sitzung gezeigt wurden.

Seit 2003 gibt es Forschungsversuche mit Stammzellen. Die äußerst erfolgversprechende Grundidee bedient sich der Fähigkeit von Stammzellen, am Ort ihrer Neueinsetzung (in der Brust) bei erfolgter Einheilung Fettzellen zu bilden. Also wird versucht, im entnommenen Fett möglichst viele Stammzellen zu isolieren und deren Anteil im transplantierten Fett zu maximieren, wodurch sich die Anzahl der notwendigen Sitzungen deutlich reduzieren ließe. Es handelt sich bei dieser Methode um ein High-Tech-Verfahren, das derzeit noch in den Kinderschuhen steckt, dessen Bedeutung jedoch nicht hoch genug eingeschätzt werden kann und das nach aktueller ExpertInnenmeinung im Begriff ist, die Brustvergrößerung zu revolutionieren.

Zusammenfassend soll gesagt werden, dass der Eigenfetttransplantation bei der Brustvergrößerung ganz besondere Aufmerksamkeit gewidmet werden muss und dass mit ziemlich hoher Wahrscheinlichkeit in etwa zehn Jahren Brustimplantate keine Verwendung mehr finden werden. Ich für meinen Teil habe die ersten Schritte zur Verwirklichung dieser Methode bereits gesetzt und hoffe sehr, Ihnen bei der nächsten, überarbeiteten Auflage dieses Buches bereits mehr darüber berichten zu können.

Die Brustvergrößerung durch Transplantation von körpereigenem Fett steckt derzeit noch in den Kinderschuhen. Jüngste, glaubwürdige Berichte über nennenswerte Vergrößerungen sowie die Anreicherung des transplantierten Eigenfetts durch Stammzellen machen diese Methode der Brustvergrößerung zu einer ernstzunehmenden Konkurrenz für die Verwendung von Implantaten.

XI
WAS KANN ALLES SCHIEF- GEHEN?

RISIKEN UND KOMPLIKATIONEN

XI Risiken und Komplikationen

Jede Operation birgt Risiken und kann daher mit Komplikationen einhergehen. Diese Risiken betreffen:

1. NARKOSERISIKO

Jede Operation in Allgemeinanästhesie birgt ein Restrisiko in sich. Dieses Restrisiko ist jedoch bei ästhetisch chirurgischen Eingriffen vergleichsweise gering, weil grundsätzlich nur gesunde PatientInnen operiert werden sollten. Außerdem unterscheiden sich die modernen Narkoseformen von den früheren Techniken durch sehr kurzlebige Narkosemittel (werden vom Körper schnell abgebaut), sodass bei Sistieren der Narkosemittelzufuhr der Schlafzustand rasch beendet wird. Dadurch ist die Kontrolle der Narkosefolge durch den Anästhesisten entscheidend gesteigert worden, und die Komplikationsraten sind deutlich gesunken. Vor jeder Operation sollte der/die AnästhesistIn mit den Patientinnen ein ausführliches Aufklärungsgespräch führen, in dem die Narkose, ihr Verlauf und die möglichen Gefahren und Komplikationen genau erklärt werden.

Die Brustvergrößerung ist ein kurzer Eingriff (45–90 Minuten), der den Körper nur gering belastet. Er wird überwiegend bei jungen Frauen durchgeführt, ich habe noch nie eine narkosebedingte Komplikation bei diesem Eingriff erlebt.

2. WUNDINFEKTION – MIT PATHOGENEN (KRANKHEITSAUSLÖSENDEN) KEIMEN

Gerade bei Brustvergrößerung kann es aufgrund der Verwendung von Fremdmaterialien vermehrt zu Infektionen kommen, deswegen ist bei dieser Operation höchste Sterilität geboten. Die Folgen einer pathogenen Wundinfektion sind Fieber, Schwellung, Rötung und Eiterbildung. Daher verabreiche ich meinen Patientinnen unmittelbar vor der Operation prophylaktisch ein Breitbandantibiotikum. Falls es dennoch zu einer Infektion kommt, muss die antibiotische Therapie umgestellt werden. Bleibt auch diese Maßnahme erfolglos, müssen die Implantate entfernt und zu einem späteren Zeitpunkt wieder eingepflanzt werden. Als Spätfolge einer Wundinfektion tritt fast immer eine Kapselfibrose auf (siehe Kapitel „Kapselbildung – Kapselfibrose"). Glücklicherweise ist bei meinen Patientinnen eine Infektion bei der Brustvergrößerung bis dato noch nie aufgetreten. Wenn der Operateur alle Vorsichtsmaßnahmen getroffen hat und wenn der Eingriff in einem standardisierten Operationssaal (kein Eingriffsraum bzw. kein Eingriff in einem nicht standardisierten Operationsraum in einer Ordination) stattgefunden hat, gehören Infektionen zum normalen Komplikationsspektrum einer Operation und sind nicht als Behandlungsfehler zu werten.

EMPFEHLUNG

Zur Vermeidung von bakteriellen Infektionen führe ich eine Brustvergrößerung grundsätzlich nur in einem standardisierten Operationssaal durch, spüle das Implantatbett mehrfach mit einer antibiotischen Lösung aus und bade das Implantat sowohl in einer Jodals auch in einer antibiotischen Lösung.

3. WUNDINFEKTION – MIT APATHOGENEN (NICHT KRANKHEITSAUSLÖSENDEN) KEIMEN

Der häufigste Keim in der Implantathöhle ist der Staphylococcus epidermidis. Er bleibt aufgrund fehlender Krankheitszeichen zumeist unerkannt und führt oft erst nach Jahren zu Kapselfibrose bzw. zur Bildung einer Flüssigkeitsansammlung zwischen Implantat und Kapsel (siehe Kapitel „Kapselbildung – Kapselfibrose").

Wenn aufgrund einer Kapselfibrose eine operative Revision durchgeführt wird, sollte daher immer bei Eröffnung der Kapsel eine Bakterienkultur angelegt werden, um den Nachweis einer etwaigen Infektion zu gewährleisten. Ich verordne meinen Patientinnen bei einer Revisionsoperation, die ausschließlich wegen einer Kapselfibrose und nicht wegen Krankheitszeichen durchgeführt wird, prophylaktisch ein Breitbandantibiotikum. Manchmal macht das Ergebnis der Bakterienkultur einen Wechsel des Medikamentes notwendig. Die Infektion mit dem Staphylococcus epidermidis ist niemals als Behandlungsfehler zu werten.

4. NACHBLUTUNG (HÄMATOM)

Bei der Brustvergrößerung können wie bei jeder anderen Operation Nachblutungen auftreten. Die befallene Brust schwillt an und kann auch schmerzen. Eine operative Revision ist notwendig und wird gegebenenfalls innerhalb der ersten 24–48 Stunden durchgeführt. Das Blut wird entfernt und die Blutungsquelle nach Möglichkeit gesucht und gestillt (oft findet man sie nicht, weil die Blutungsquelle durch den erhöhten Umgebungsdruck mittlerweile von selbst sistierte). Unter der Voraussetzung, dass der Operateur während der Operation selbstverständlich äußerste Sorgfalt walten lässt und genauestens Blut stillt, liegt die Hauptursache für diese Komplikation darin, dass ein nicht blutendes bzw. bereits gestilltes Blutgefäß nach Beendigung der Narkose zu bluten beginnt, weil der Blutdruck der PatientInnen während einer Operation immer deutlich niedriger ist als im Wachzustand. Deswegen gehören Nachblutungen zum normalen Komplikationsspektrum einer Operation und sind nicht als Behandlungsfehler zu werten.

Bedauerlicherweise kommt es nach Hämatomen bei Brustvergrößerungen fast immer zur Bildung einer Kapselfibrose (siehe Kapitel „Kapselbildung – Kapselfibrose").

5. KAPSELFIBROSE

Siehe Kapitel „Kapselbildung – Kapselfibrose".

6. BESCHÄDIGUNG DER IMPLANTATE

Moderne Brustimplantate sind so konstruiert, dass sie auch extremen Belastungen standhalten. Es wurde gezeigt, dass ein Implantat auch von einem LKW überrollt werden kann, ohne Schaden zu nehmen. Das gilt natürlich nur für stumpfe Traumen. So kann das Aufprallen der Brust auf eine spitze Kante beispielsweise im Rahmen eines Verkehrsunfalls trotz unverletzter Haut in seltenen Fällen ein Brustimplantat beschädigen. Bei Stichverletzungen wird das Implantat natürlich in Mitleidenschaft gezogen.

7. ZERPLATZEN DER IMPLANTATE

Nur schlechte oder schadhafte Produkte können bei Druckabfall (im Flugzeug) „explodieren": dies geschieht, wenn Gas innerhalb der Implantate entstanden oder verblieben ist und wenn sich dieses Gas (meist Luft) durch den reduzierten Umgebungsdruck so weit ausdehnt, dass die Hülle zerplatzt.

8. AUSTRITT VON SILIKONGEL

Wenn das Brustimplantat beschädigt wird oder ist und deswegen Silikongel austritt, ist dies keineswegs gefährlich. Das beschädigte Implantat muss jedoch herausgenommen werden und durch ein neues ersetzt werden. Das ausgetretene Silikongel liegt zumeist (wenn das Gel nicht kohäsiv ist) zwischen der Hülle des Implantates und der sich mittlerweile gebildeten Kapsel – wodurch eine Resorption weitgehend ausbleibt – und wird bei dieser Gelegenheit ebenfalls entfernt.

Fast alle Herstellerfirmen gewährleisten einen kostenlosen Ersatz im Falle eines Produktionsfehlers und übernehmen sogar die Operationskosten.

9. SILIKON-GRANULOME

Dieser Begriff beschreibt die Reaktion des Körpers auf kleinste Mengen Silikon, wenn diese sich außerhalb der Implantatkapsel befinden. Silikon-Granulome traten früher nicht selten auf, wenn das damals verwendete flüssige Silikongel durch die Kapsel in das Brustgewebe gelangte und durch den Lymphabfluss in die Lymphknoten der Achsel gelangte. Die Lymphknoten schwollen an und verursachten oft Schmerzen mit begleitenden Unverträglichkeitsreaktionen unterschiedlichsten Ausmaßes. Auch diese Komplikation ist äußerst selten und bei Implantaten der jüngsten Generation (mehrschichtige Implantathülle, kohäsives Gel) kaum mehr beschrieben.

10. SILIKON-SCHWITZEN, SILICONE-BLEEDING

Bereits in den Anfangsphasen der Brustvergrößerungsoperationen fand man bei Korrektureingriffen, trotz völlig intakter Implantathülle, ausgetretenes Silikongel zwischen Implantathülle und der Bindegewebskapsel. Dieses Phänomen von austretendem Füllmaterial bei unbeschädigter Implantathülle bezeichnet man als „Schwitzen" oder „Bluten". Legt man beispielsweise ein silikongelgefülltes Implantat auf ein Löschpapier, finden sich nach einiger Zeit Silikonspuren. Durch Verbesserung der Implantathüllen ist dieses Phänomen bei Implantaten der jüngsten Generation (mehrschichtige Implantathülle, kohäsives Gel) nur noch sehr selten anzutreffen. Da die ausgetretenen Mengen sehr gering sind und meistens lediglich einen dünnen Film bilden, besteht bei sonstiger Beschwerdefreiheit kein Handlungsbedarf.

11. RIPPLING

In Abhängigkeit der Lage des Oberkörpers treten – mehr oder weniger deutlich sichtbare – kleine Unebenheiten auf der Haut auf, die sich wie Rillen anfühlen. Sie sind meist am inneren Rand der Brüste bei gebeugter Haltung sichtbar. Ursache: Das unterschiedliche spezifische Gewicht von Silikongel und Brustgewebe sowie die bestehende starke Haftung zwischen der rauen Implantatoberfläche und der Umgebung können zu Einziehungen (Rillen) führen, wenn die Haltung des Oberkörpers bewirkt, dass das Implantat in eine Richtung hängt, deswegen das Silikongel in dieselbe Richtung fließt und dadurch ein kleiner Substanzdefekt entsteht, dem die darüberliegende Haut folgt und sich daher an dieser Stelle etwas einzieht. Rippling entsteht natürlich nur dann, wenn sehr wenig Eigenbrust über dem Implantat vorhanden ist, also vorwiegend bei sehr schlanken Damen. Vermeidbar ist diese Komplikation grundsätzlich nicht, sie kann jedoch mit einer besonderen Massage deutlich gebessert werden, wenn es durch diese Maßnahme gelingt, das Brustgewebe von der Implantatoberfläche mechanisch zu lösen, und sich eine neue Gleitgewebeschicht bildet.

12. DOUBLE-BUBBLE-DEFORMITÄT

Wird bei einer Brust mit einer gewissen Größe bzw. bei einer sehr schlaffen Brust das Implantat unter den Brustmuskel platziert, kann es nach einigen Jahren zu einer Doppelprojektion kommen. Die vorhandene Brust sinkt ab, während das Implantat diese langsame Positionsänderung nicht mitmacht. Dadurch kann es zur Bildung von zwei Buckeln kommen, weil der obere Rand der Implantate durch den Muskel hindurch sichtbar wird und die abgeschlaffte Brust nunmehr weiter unten liegt („Double-Bubble-Kontur"). Zur Korrektur muss die vorhandene Brust gestrafft werden oder das Implantat über dem Muskel platziert werden.

13. SNOOPY-BUSEN

Unter dem Begriff „Snoopy-Busen", „Snoopy-Deformität" werden in der englischen Literatur etwas verwirrend mehrere Veränderungen bezeichnet. So findet man unter „Snoopy-Brust" die mammatubuläre Deformität, weiters die rüsselförmig nach unten abgesunkene Brust sowie diejenige Veränderung, bei welcher sich der Warzenhof über dem Implantat stärker vorwölbt als das ihn umgebende Brustgewebe. Korrekturen dieser Komplikationen erfolgen naturgemäß chirurgisch.

14. GEFÜHLLOSIGKEIT DER BRUSTWARZE UND DES WARZENHOFS

Nach einer Brustvergrößerung kann es zu einer zeitlich begrenzten, manchmal jedoch auch zu einer dauerhaften Verschlechterung (bzw. sehr selten auch zu einer vollständigen Gefühllosigkeit) der Sensibilität der Brustwarze und des Warzenhofs kommen. Diese Komplikation ist nie als operativer Fehler anzusehen. Der Sensibilitätsverlust entsteht durch Zerstörung von sensiblen Nerven, die zwischen der 4. und 5. Rippe verlaufen (manchmal auch zwischen 3. bzw. 6. Rippe) und an unterschiedlicher Stelle diese Schicht verlassen und bogenförmig aufwärts bzw. vorwärts in Richtung Brustwarze ziehen. Wenn bei der Operation die Tasche für das Implantat gebildet wird, können diese Nerven gedehnt, verletzt oder auch zerstört werden. Ob diese Komplikation

nun eintritt oder nicht, ist von mehreren Faktoren abhängig: operativer Zugangsweg, Größe der Implantate, Hantieren während der Operation (Halten des Hakens etc.) und vor allem davon, auf welcher Höhe die Nerven in Richtung Brustwarze aufsteigen.

Beim Zugang über den Warzenhof zerstört man am ehesten die sensiblen Nerven, weil sie gerade auf dieser Höhe zusammenlaufen und in die Brustwarze einstrahlen. Das Auftreten von Sensibilitätsstörungen ist deshalb nicht regelhaft, weil der Verlauf der Nerven Variationen unterliegt und es daher nicht vorhersehbar ist, ob bei der Operation die Nerven beschädigt werden oder nicht. Glücklicherweise kehrt das Gefühl nach einiger Zeit fast immer zurück.

15. NARBEN

Ich benutze selbstauflösendes Nahtmaterial, das innerhalb der Haut zu liegen kommt (Intrakutannähte). Dadurch sollten die Narben fast unsichtbar werden. Innerhalb des ersten Jahres nach der Operation kann sich die Farbe der Narbe deutlich von der Umgebung unterscheiden, dieser Unterschied verschwindet jedoch fast immer innerhalb von zwei bis drei Jahren. In seltenen Fällen kann es vorkommen, dass Patientinnen eine Neigung zu überschießender Narbenbildung aufweisen (hypertrophe Narben, Keloide). Diese Veränderung ist in der Anfangsphase leicht erkennbar und kann oft mit konservativen Mitteln (Silikonpflaster, Silikonsalbe) beherrscht werden. In Extremfällen muss eine operative Narbenkorrektur erwogen werden, die keinesfalls vor Ablauf eines Jahres erfolgen sollte und sich nicht auf die alleinige Entfernung der Narbe beschränken darf. Vielmehr sollten zur Veränderung der Spannungsverhältnisse mehrere kleine Z-Plastiken angelegt werden, bzw. eine prophylaktische, örtlich begrenzte Bestrahlung mit Iridium in Betracht gezogen werden.

Die Narbenheilung bei der Brustvergrößerung verläuft fast immer völlig problemlos, und die Narben sind nach drei Jahren nahezu unsichtbar.

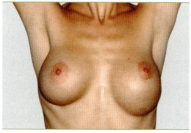

VORHER
Beispiel einer Lageasymmetrie nach Brustvergrößerung (unter dem Brustmuskel)
bedingt durch ungleiche Platzierung der
Unterbrustfalte bei der Operation

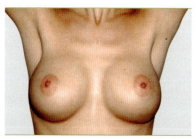

NACHHER
Korrektur durch Anhebung der Unterbrustfalte mittels Kapselplastik

ROTATION

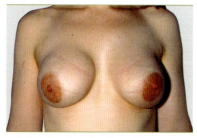

Beispiel einer Rotation des rechten
Implantates nach innen wegen schlechter
Absicherung des Implantatbettes

EMPFEHLUNG

Zur Vermeidung von Lage-
asymmetrien setze ich meine
Patientinnen bei Operation
routinemäßig auf, um die Im-
plantatposition exakt beur-
teilen zu können. In liegender
Position ist dies nicht so gut
möglich.

---

16. ASYMMETRIE, LAGEVERÄNDERUNG, ROTATION

Die exakte Platzierung der Implantate im gleichen Abstand von der
Mittellinie einerseits sowie auf gleicher Höhe andererseits ist wahrscheinlich das einzig wirklich Schwierige an dieser Operation. Deswegen
setze ich meine Patientinnen grundsätzlich während der Operation auf,
um die Position bei aufrechtem Oberkörper zu überprüfen, und beende
die Operation mit einem Tape-Verband, der ein Verrutschen der Implantate weitestgehend verhindert. Trotzdem gelingt die Symmetrisierung
immer nur annähernd: Wenn man nach einem Jahr genau hinschaut,
besteht immer ein kleiner Unterschied in der Position der Implantate.

Wenn der Unterschied störend ist, kann ohne Operation eine Korrektur
leider nicht erreicht werden. Dasselbe gilt auch für ungewünschte Dre-
hungen der anatomischen Implantate, die natürlich deutlich sichtbar
sind (der einzige Nachteil gegenüber den runden Implantaten, bei denen
dieses Problem verständlicherweise inexistent ist). Wenn also nach
einiger Zeit eine gewisse Ungleichheit sichtbar wird, ist das zumeist
schicksalhaft und seltener eine Schlamperei des Chirurgen, außer der
Unterschied ist wirklich gravierend. In jedem Fall biete ich die Korrektur mit minimalen Kosten an (kein OP-Honorar, lediglich Spitals- und
Anästhesie-Kosten).

17. DEHNUNGSSTREIFEN

Bei Verwendung übermäßig großer Implantate sowie bei konstitutionell
schwachem Bindegewebe auch bei kleineren Implantaten kann es zur
Bildung von Dehnungsstreifen kommen. Eine Behandlung mit konservativen Mitteln ist in der Frühphase möglich, ein völliges Verschwinden
kann jedoch nicht erreicht werden. Diese Komplikation ist ausgesprochen
selten und bei meinen Patientinnen noch nie aufgetreten.

18. DEPIGMENTATION WARZENHOF

In seltenen Fällen kann eine Brustvergrößerung dazu führen, dass die
Farbe des Warzenhofes abblasst (Depigmentation). Dies ist die Folge
einer verminderten Durchblutung des Warzenhofes, die aufgrund der
plötzlichen Druckerhöhung durch das eingesetzte Implantat entsteht.
Auch diese Komplikation ist äußerst selten und kommt vorrangig bei
dunkelhäutigen Frauen vor. Bei meinen Patientinnen ist sie noch nie
aufgetreten und wird hier nur der Vollständigkeit halber erwähnt.

XII
LANGZEIT-ERGEBNISSE

WIE DAUERHAFT IST DAS OPERATIVE ERGEBNIS?

XII Langzeitergebnisse

Wenn ein Implantat unter der Brust eingebracht wird, nimmt das Volumen des vorhandenen Brustgewebes ab. Der Grund dafür ist der Druck, der von innen ausgeübt wird. Das Ausmaß der Volumenverkleinerung ist unterschiedlich und naturgemäß vom ausgeübten Druck abhängig. Es gilt daher: Je plötzlicher die Volumenzunahme, also je größer das Implantat, umso stärker ist der Druck, und umso stärker ist die Volumenabnahme der vorhandenen Brust. Deswegen muss gesagt werden, dass der ursprüngliche Zustand (Größe) bei einer eventuell erst nach Jahren durchgeführten Implantatentfernung kaum mehr wiederherzustellen ist.

Wenn das Implantat gut vertragen wird, sind die Langzeitergebnisse bei gegebenem Operationserfolg im Allgemeinen ausgezeichnet.

Unabhängig davon führen das Erschlaffen der Haut und der Bindegewebefasern sowie der Verlust des Unterhautfettgewebes zu den bekannten Alterserscheinungen der Brust. Die vor Jahren durchgeführte Brustvergrößerung kann diese Veränderungen nicht beeinflussen. Deswegen kann es dazu kommen, dass ursprünglich weder erkennbare noch tastbare Implantate nach Jahren sichtbar und deutlicher fühlbar werden.

Jede Frau, die sich einer Brustvergrößerung unterzieht, sollte sich daher bewusst sein, dass nach 10–20 Jahren (oder erst später) eine Korrektur angebracht sein kann. Zumeist ist eine Bruststraffung angezeigt, wobei oft gleichzeitig ein Implantatwechsel zu einer etwas kleineren Größe sinnvoll ist, um der altersbedingt kleiner gewordenen Brust zu entsprechen.

Korrekturoperationen nach Jahren sind bei der Platzierung unterhalb des Brustmuskels häufiger angebracht als bei der Platzierung über dem Muskel. Wie bereits im Kapitel „Platzierung der Implantate" erwähnt, kann es bei der Platzierung der Implantate unter dem Muskel zu der Bildung einer „Double-Bubble-Deformität" kommen. Diese Formveränderung ist sowohl haptisch als auch optisch äußerst unattraktiv und stellt eine klare Indikation zur Korrektur dar. Hingegen kommt es bei der Platzierung über dem Brustmuskel nur zu einem mehr oder weniger starken Absinken der Brust, weil das Implantat ja mit der Brust gemeinsam absinkt. Eine altersbedingt abgesunkene Brust muss ästhetisch nicht unbedingt störend sein.

> Bei jeder Brustvergrößerung nimmt das Volumen der vorhandenen Brust ab, weil das Implantat auf das darüberliegende Brustgewebe Druck ausübt und dieses auf den Druck mit einer gewissen Volumenverminderung reagiert; deswegen muss bei einer Entfernung der Implantate nach Jahren damit gerechnet werden, dass die ursprüngliche Form und Größe nicht mehr gegeben sind.

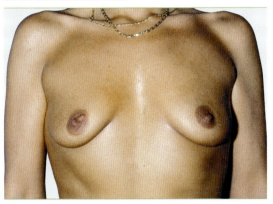

VORHER

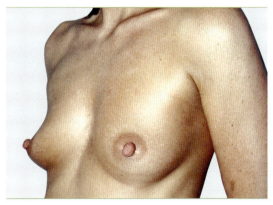

VORHER

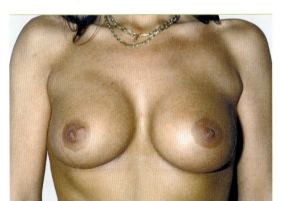

NACH 1 JAHR

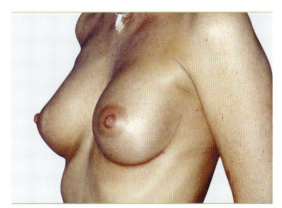

NACH 1 JAHR

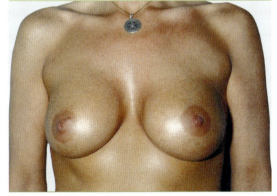

NACH 5 JAHREN

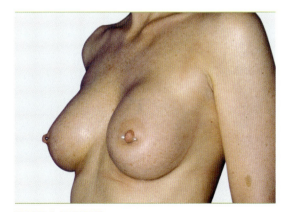

NACH 5 JAHREN

Jede Frau, die sich einer Brustvergrößerung unterzieht, sollte sich bewusst sein, dass nach 10–20 Jahren (oder erst später) eine Korrektur angebracht sein kann. Zumeist ist eine Bruststraffung angezeigt.

XIII

ASYMME-
TRIEN
UND FEHL-
BILDUNGEN

BRUSTVERGRÖSSERUNGEN BEI FEHLBILDUNGEN

XIII Asymmetrien und Fehlbildungen

Kleine und mittlere Größenunterschiede können bei einer Brustvergrößerung unauffällig durch Verwendung unterschiedlich großer Implantate ausgeglichen werden.

Es ist allgemein bekannt, dass die beiden Körperhälften des Menschen nie ident sind. Das gilt natürlich auch für die weibliche Brust, hier sind Asymmetrien sogar relativ häufig und manifestieren sich sehr unterschiedlich. Am häufigsten unterscheiden sich Brüste durch ihre Größe (Volumenasymmetrie). Weiters gibt es unterschiedliche Positionen (Lageasymmetrien) sowie ungleiche Warzenhöfe, die wiederum sowohl in der Größe als auch in ihrer Lage unterschiedlich sein können. Schließlich können sowohl ungünstige Formen des Brustkorbs (Hühnerbrust, Trichterbrust) als auch ungleiche Formen der Brustkorbhälften die Planung einer Brustvergrößerungsoperation erheblich erschweren. Am schwierigsten gestaltet sich naturgemäß die Korrektur schwerwiegender Formanomalien wie beispielsweise die mammatubuläre Deformität sowie Brüste mit schlecht ausgebildeten oder fehlenden Quadranten (das vorhandene Brustgewebe ist nicht gleichmäßig auf die vier Quadranten verteilt). In diese Kategorie fällt auch das Poland-Syndrom, das wiederum unterschiedlichste Ausprägungsgrade aufweist.

1. VOLUMENASYMMETRIEN

Unterschiedlich große Brüste können durch alleinige Vergrößerung der kleineren Brust, durch Einbringen verschieden großer Implantate in beide Brüste, durch Vergrößerung der kleineren und Verkleinerung der größeren Brust oder durch alleinige Verkleinerung der größeren Brust erfolgen.

2. LAGEASYMMETRIEN

Lageasymmetrien betreffen fast immer die unterschiedliche Positionierung der Unterbrustfalte (horizontale Asymmetrie) und viel seltener die unterschiedliche Positionierung der Brüste im Bezug auf die Mittellinie (vertikale Asymmetrie).

Lageasymmetrien sind bei geringster Ausprägung sehr auffällig, treten nach einer Brustvergrößerung besonders stark in Erscheinung und sind daher bei der Operationsplanung unbedingt zu berücksichtigen.

Im Gegensatz zu Volumenasymmetrien sind Lageasymmetrien auch bei geringster Ausprägung sehr auffällig. Diese Tatsache begründet sich durch den Umstand, dass das menschliche Auge unterbrochene oder versetzte Linien besonders leicht registriert. Wie alle anderen Asymmetrien sind Lageasymmetrien bei einer Brustvergrößerung unbedingt zu berücksichtigen, weil die Operation für den Betrachter wie ein „Vergrößerungsglas" wirkt und der vor der Operation bestehende Unterschied nach dem Eingriff viel deutlicher in Erscheinung tritt.

VOLUMENASYMMETRIE
Ausgleich nur durch unterschiedliche Implantatgröße

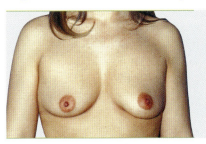
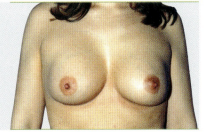

VORHER　　　　　　　　**NACHHER**

Positionierung anatomischer Implantate
über dem Muskel, wegen Größenunter-
schied li 180g, re 235g, Zugang über die
Unterbrustfalte

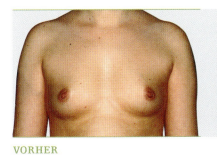
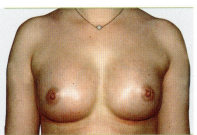

VORHER　　　　　　　　**NACHHER**

Positionierung anatomischer Implantate
unter dem Muskel, wegen Größenunter-
schied li 260g, re 250g, Zugang über die
Unterbrustfalte

VOLUMENASYMMETRIE MIT GLEICHZEITIGER HEBUNG

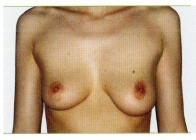
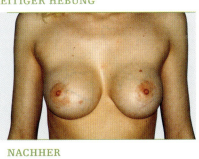

VORHER　　　　　　　　**NACHHER**

Positionierung anatomischer Implantate
über dem Muskel, wegen Größenunter-
schied li 150g mit Straffung, re 250g ohne
Straffung, Zugang über die Unterbrustfalte

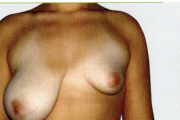

VORHER　　　　　　　　**NACHHER**

1. Verkleinerung re (187g) und Expander-
implantation li
2. Auffüllen des Expanders, nach sechs
Monaten Auswechslung gegen ein Implantat
(400g)

3. AREOLENASYMMETRIEN

Ungleiche Warzenhöfe werden vor einer Brustvergrößerung selten beachtet, weil sie gerade bei kleinen Brüsten kaum auffallen. Wie bereits bei Lageasymmetrien erwähnt, wirkt die Brustvergrößerung wie eine Lupe, sodass kaum erkennbare Unterschiede nach der Operation so deutlich ins Auge stechen können, dass sie nunmehr das Aussehen tatsächlich beeinträchtigen. Das betrifft insbesondere die ungleiche Achsenposition des Warzenhofes (jeweiliger Abstand von der Mittellinie): Präoperativ kaum erkennbare Unterschiede sind nach der Operation sehr deutlich erkennbar. Patientinnen sollten auf diese oft unbeachtete Asymmetrie unbedingt hingewiesen werden, um Überraschungen zu vermeiden. Das Versetzen des Warzenhofes ist bei der Operation durchaus möglich und daher ggf. in Betracht zu ziehen.

4. POSITIONSANOMALIEN DER AREOLEN

Relativ häufig stehen die Warzenhöfe nicht mittig über der Brust, sondern liegen relativ weit seitlich. Genau wie bei der Areolenasymmetrie verstärkt die Brustvergrößerung dieses Erscheinungsbild. Deswegen muss eine solche Positionsanomalie vor der Operation erkannt werden und die Patientin über das zu erwartende Ergebnis informiert werden. Das Versetzen des Warzenhofes ist bei der Operation durchaus möglich und daher ggf. in Betracht zu ziehen.

> Ungleiche Abstände der Brustwarzen von der Mittellinie fallen gerade bei kleinen Brüsten kaum auf. Durch die Brustvergrößerung verstärkt sich dieser Lageunterschied beträchtlich und darf bei der Operationsplanung keinesfalls übersehen werden.

ASYMMETRIE WARZENHOF

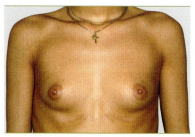

VORHER

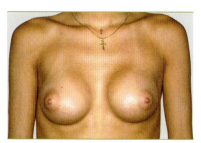

NACHHER
Beispiel für verstärkenden Eindruck einer Malpositionierung der Brustwarze nach Brustvergrößerung. Nach der Operation ist die li Brustwarze noch weiter von der Mittellinie entfernt als vor der Operation.

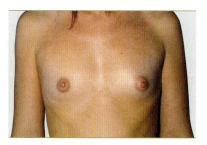

VORHER

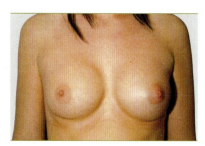

NACHHER
Beispiel für verstärkenden Eindruck einer Malpositionierung der Brustwarze nach Brustvergrößerung. Nach der Operation ist die li Brustwarze noch weiter von der Mittellinie entfernt als vor der Operation.

POSITIONSANOMALIE WARZENHOF

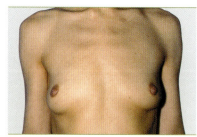

VORHER

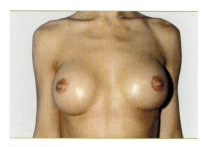

NACHHER
Beispiel einer Brust mit sehr weit seitlich liegenden Warzenhöfen, die gleichzeitig mit der Brustvergrößerung weiter nach innen versetzt wurden

TRICHTERBRUST

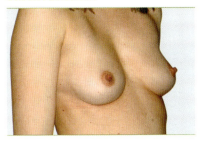

VORHER

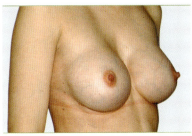

NACHHER
Beispiel einer milden, ungleich angelegten Trichterbrust, die bei der Operation durch Einbringen unterschiedlich großer, anatomischer Implantate (li 240g, re 280g) korrigiert werden konnte

HÜHNERBRUST

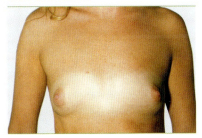

VORHER

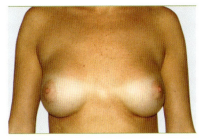

NACHHER
Beispiel einer Hühnerbrust, durch die Brustvergrößerung weicht die bereits vor der OP sehr weit seitlich gelegene Brustwarze noch weiter nach außen.

5. FORMANOMALIEN DES BRUSTKORBS

Die häufigsten Formanomalien des Brustkorbs sind die Trichterbrust und die Hühnerbrust. Von einer Trichterbrust spricht man dann, wenn das Brustbein deutlich tiefer als die angrenzenden Rippen liegt und sich dadurch in der Mitte des Brustkorbs eine sichtbare, trichterförmige Mulde bildet. Bei der Trichterbrust muss im Zusammenhang mit der Brustvergrößerung darauf geachtet werden, die Implantate einerseits relativ nahe an die Mittellinie zu bringen, um den Substanzdefekt auszugleichen. Andererseits müssen sie unbedingt mit einem ausreichend dicken Weichteilmantel umhüllt sein. Die Trichterbrust kann zudem noch asymmetrisch ausgeprägt sein, was die Korrektur noch weiter erschwert.

Abschließend muss gesagt werden, dass eine Brustvergrößerung allein eine Trichterbrust fast nie „korrigieren" kann, hiezu sind aufwendige thoraxchirurgische Eingriffe notwendig. Eine Alternative stellt das Einbringen eines individuell angepassten Hartschaumpolsters dar.

Bei der Hühnerbrust ist die Problematik umgekehrt. Von einer Hühnerbrust spricht man dann, wenn das Brustbein der am weitesten nach vorne stehende Teil des Brustkorbs ist. Die angrenzenden Rippen fallen bereits von der Mittellinie an schräg seitlich ab. Fast immer liegen bei Frauen mit dieser Formanomalie Brüste und Brustwarzen sehr weit seitlich. Folglich werden nach einer Brustvergrößerung die Brüste noch weiter zur Seite „gedrängt". Werden die Implantate in guter Absicht zu weit nach innen gelegt, liegen die Warzenhöfe nicht über dem Scheitelpunkt der Implantate und die vergrößerten Brüste können mitunter grotesk aussehen. Wie im jeweiligen Fall am besten vorgegangen wird, kann nur während der Operation durch mehrfaches Probieren unterschiedlicher Größen und wiederholtes Aufsetzen der Patientin entschieden werden. Ggf. kann gemeinsam mit der Brustvergrößerung eine Verlagerung der Warzenhöfe erwogen werden.

Mitunter können auch einzelne Rippen zu einer unterschiedlichen Form des Brustkorbs führen, hier muss natürlich bei einer Brustvergrößerung vorher eine Formkorrektur der Rippen durchgeführt werden, wenn die Rippenanomalie im Operationsgebiet liegt.

6. SCHWERWIEGENDE FORMANOMALIEN

Mammatubuläre Deformität

Zu den häufigsten schwerwiegenden Anomalien gehört die mammatubuläre Deformität, die zudem noch in beträchtlichen Größenunterschieden vorkommen kann. Diese Deformität ist anatomisch durch das Vorhandensein von verengenden, kreisrunden Bindegewebesträngen charakterisiert, die dem (zu gering) vorhandenen Brustgewebe eine rüsselartige Form geben. Gleichzeitig und ebenso charakteristisch sind bei der mammatubulären Deformität übergroße Warzenhöfe (6–9 cm Durchmesser sind keine Seltenheit).

Die operative Korrektur darf keinesfalls durch das alleinige Einbringen eines Implantates erfolgen. Vielmehr muss das vorhandene Brustgewebe vollständig mobilisiert und von unten wie die Spalten einer Zitrusfrucht zerteilt werden. Nur auf diese Weise kann aus der Rüsselform eine Halbkugel entstehen, unter welche dann das Implantat gelegt werden kann.

Quadrantenasymmetrien / Quadrantenaplasien

Anatomen haben einmal beschlossen, die weibliche Brust in vier Anteile (Quadranten) zu unterteilen. So gibt es definitionsgemäß einen oberen äußeren, einen oberen inneren, einen unteren äußeren und einen unteren inneren Quadranten. Bei einer Quadrantenasymmetrie/Quadrantenaplasie ist ein Teil der Brust unterentwickelt oder fehlt zur Gänze. Dadurch wölben sich die vorhandenen Brustanteile in Richtung der unterentwickelten Quadranten, und es entstehen äußerst unschöne Formen.

Ähnlich wie bei der mammatubulären Deformität muss auch hier vor einer Brustvergrößerung das Brustgewebe mobilisiert und zerteilt werden, um eine möglichst gleichmäßige Ummantelung des Implantates zu ermöglichen.

MAMMATUBULÄRE DEFORMITÄT

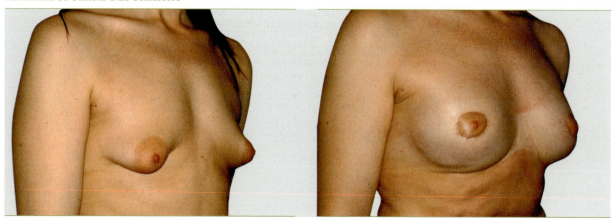

VORHER
Beispiel einer asymmetrischen tubulären Deformität

NACHHER

Poland-Syndrom

Das Poland-Syndrom ist eine angeborene Fehlbildung, die mit der Unterentwicklung einer Körperhälfte einhergeht. Dieses Syndrom tritt in unterschiedlichsten Ausprägungsformen in Erscheinung, wobei glücklicherweise die milden Schweregrade zahlenmäßig überwiegen. Milde Erscheinungsformen beschränken sich auf ungleich große Brüste, wobei die kleinere Brust fast immer auch einen kleineren Warzenhof aufweist. Bei schwereren Formen fehlen Teile oder auch der gesamte Brustmuskel, in seltenen Fällen ist der Arm kleiner oder verkümmert ausgeprägt.

Naturgemäß muss eine korrektive Brustvergrößerung alle notwendigen Aspekte berücksichtigen und ggf. umfangreiche rekonstruktive Maßnahmen in die Operationsplanung miteinbeziehen.

Wichtig für die Betroffenen ist die Tatsache, dass unbedingt ein erfahrener Plastischer Chirurg die Therapie einer solchen Deformität übernehmen muss und dass das alleinige Einbringen eines Implantates oft nicht ausreicht.

Die Beschreibung aller möglichen Problemfälle und deren operativer Behandlungsmöglichkeiten würde den Rahmen dieses Buches sprengen.

Die Korrektur komplexer Fehlbildungen und Asymmetrien (mammatubuläre Deformität, Quadrantenasymmetrie/ Quadrantenaplasie, Poland-Syndrom usw.) kann fast nie durch das alleinige Einbringen eines Implantates (also eine einfache Brustvergrößerung) erreicht werden und bedarf großer plastisch-chirurgischer Erfahrung.

MAMMATUBULÄRE DEFORMITÄT

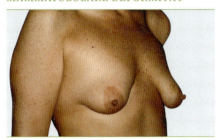

VORHER
Beispiel einer mäßig ausgeprägten tubulären Deformität.

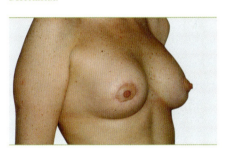

NACHHER

QUADRANTENASYMMETRIE

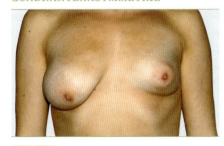

VORHER
Beispiel einer Quadrantenaplasie re und Mammahypoplasie li

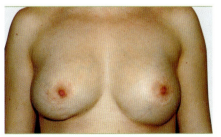

NACHHER

XIV
KURZ UND
BÜNDIG

ZUSAMMENFASSUNG

XIV Kurz & bündig

- Silikongelgefüllte Implantate verursachen keinen Brustkrebs.

- Derzeit sind folgende Implantate empfehlenswert:
Hersteller: grundsätzlich ISO 9000, CE-zertifizierte Markenware mit lebenslanger Garantie
Inhalt: kohäsives Silikongel (rinnt nicht aus)
Oberfläche: texturiert (rau)
Form: tropfenförmig oder manchmal auch rund

- Es gibt hochwertige Implantate, die bei gegebenem Füllvolumen variable Quer-, Längs- und Höhendurchmesser aufweisen. Dadurch sind eine Anpassung an individuelle Brustformen sowie der Ausgleich von geringfügigen Asymmetrien möglich.

- Runde Implantate können durchaus verwendet werden, wenn die gewünschte Vergrößerung im Verhältnis zur vorhandenen Brustgröße eher moderat ist (Verhältnis vorhandene Brust/Implantat etwa 1:1 oder weniger). Das Implantat ist in diesem Fall für die vergrößerte Brust nicht formbestimmend.

- Der operative Zugang (Unterbrustfalte, Warzenhof, Achsel) kann von der Patientin gewählt werden, jede Schnittführung hat ihre Vor- und Nachteile.

- Die Positionierung des Implantates über oder unter dem Brustmuskel folgt klaren medizinischen Richtlinien und darf niemals regelhaft erfolgen.

- Das Aufsetzen der Patientin während der Operation zur Beurteilung von Größe und Lage des Implantates ist aus meiner Sicht unerlässlich.

- Eine Brustvergrößerung soll grundsätzlich in einem standardisierten Operationssaal durchgeführt werden, findet in Vollnarkose statt und dauert zwischen 45–90 Minuten. Die Patientin verlässt das Spital in der Regel am Tag nach dem Eingriff.

- Bei komplikationslosem Verlauf gibt es keine Haltbarkeitsfrist der Implantate.

- Bei schlaffen Brüsten ist es oft notwendig, gemeinsam mit der Brustvergrößerung eine Bruststraffung durchzuführen.

- Es gibt eine Reihe von Fehlbildungen der Brust, die nur durch aufwendige Operationen und nicht durch das alleinige Einbringen von Implantaten korrigiert werden können.

- Die Langzeitergebnisse sind bei gegebenem Operationserfolg im Allgemeinen ausgezeichnet.

- Bei jeder Brustvergrößerung nimmt das Volumen der vorhandenen Brust ab, weil das Implantat auf das darüberliegende Brustgewebe Druck ausübt und dieses auf den Druck mit einer gewissen Volumenverminderung reagiert; deswegen muss bei einer Entfernung der Implantate nach Jahren damit gerechnet werden, dass die ursprüngliche Form und Größe nicht mehr gegeben ist.

- Nach einer Brustvergrößerung bleibt die Stillfähigkeit im Allgemeinen erhalten, vereinzelt können geringfügige Schwierigkeiten auftreten.

- Nach einer Schwangerschaft muss mit einer Veränderung von Brustform (Abschlaffung) und Brustgröße gerechnet werden.

- Massive Gewichtsschwankungen können Form und Größe der Brust negativ beeinflussen.

- Jedes Implantat wird von einer Bindegewebehülle umgeben: Sie ist die Reaktion des Körpers auf den „Eindringling". In 3–5 % der Fälle wird diese Bindegewebshülle dick und kann verhärten; in diesem Fall spricht man von einer Kapselfibrose.

- Es gibt vermeidbare und unvermeidbare Ursachen für die Entstehung einer Kapselfibrose.

- Zu den Kurzzeitkomplikationen nach einer Brustvergrößerung zählen Nachtblutung, Infektion, Fehlpositionierung, Implantatrotation oder Sensibilitätsverlust der Brustwarze.

- Zu den Langzeitkomplikationen nach einer Brustvergrößerung zählen Kapselfibrose, Austritt von Silikon, Positionsänderungen, Depigmentation der Areola, Dehnungsstreifen, unschöne Narben, Rippling sowie Snoopy- und Double-Bubble-Konturenveränderung.

- Jede Frau, die sich einer Brustvergrößerung unterzieht, sollte sich bewusst sein, dass nach 10–20 Jahren (oder erst später) eine Korrektur angebracht sein kann. Zumeist ist eine Bruststraffung angezeigt.

- Brustimplantate behindern die routinemäßige mammographische Krebs-Vorsorgeuntersuchung nicht.

- Die Brustvergrößerung durch Transplantation von körpereigenem Fett steckt derzeit noch in den Kinderschuhen. Jüngste glaubwürdige Berichte über nennenswerte Vergrößerungen sowie die Anreicherung des transplantierten Eigenfetts durch Stammzellen machen diese Methode der Brustvergrößerung aber zu einer ernstzunehmenden Konkurrenz für die Verwendung von Implantaten.

XV
HISTO-
RISCHER
STREIFZUG

KLEINE ZEITREISE DURCH DIE ENTWICKLUNGSGESCHICHTE
DER SCHÖNHEITSCHIRURGIE

KLEINE ZEITREISE DURCH DIE ENTWICKLUNGSGESCHICHTE DER SCHÖNHEITSCHIRURGIE

EINLEITUNG

Wenn von ästhetischer Chirurgie oder gemeinsprachlich von Schönheitschirurgie die Rede ist, folgen als erste Assoziationen für gewöhnlich Brustvergrößerung, Facelifting oder Fettabsaugung. Nicht selten erfahren Eingriffe dieser Art eine indirekte Bewertung: „Ich würde mich nie freiwillig unters Messer legen", „Man muss sich akzeptieren, wie man ist", „Ich möchte ja nicht aussehen wie Pamela Anderson" ... Wenn von einer operativen Korrektur abstehender Ohren, Schlupflidern oder Fettschürzen nach Schwangerschaft oder Gewichtsabnahme gesprochen wird, ist die Reaktion schon zunehmend verständnisvoller und die gesellschaftliche Akzeptanz bedeutend größer. „Der Kleine wird wegen seiner Segelohren in der Schule schlimm gehänselt", „Die Schlupflider waren schon so stark ausgeprägt, dass er beim Autofahren Sichtprobleme hatte", „Jetzt hat die Arme endlich abgenommen, aber die Haut ist einfach schon zu stark gedehnt" ...

Es erfolgt eine gesellschaftliche Unterteilung in rekonstruktive und ästhetische Eingriffe. Also in Operationen, die der „reinen Schönheit" dienen und solchen, die wiederherstellende Funktion haben. Ohrkorrekturen oder Bauchdeckenstraffungen haben gesellschaftlich „rekonstruktiven" Charakter, Lippen- oder Brustvergrößerung nach wie vor rein „ästhetischen". Medizinisch-technisch gibt es heutzutage zwar eine ganz eindeutige Einteilung, und eine Bauchdeckenstraffung ist ebenso ein ästhetischer Eingriff wie eine Brustvergrößerung, nur hat er soziokulturell eine andere Bedeutung.

Wie der nachfolgende geschichtliche Abriss verdeutlichen soll, waren die Grenzen zwischen „Wiederherstellungschirurgie" und „Schönheitschirurgie" immer schon vage und verschwommen. Was Mitte des 19. Jahrhunderts noch als „ästhetisch" gesehen wurde, war Anfang des 20. Jahrhunderts plötzlich „rekonstruktiv" oder umgekehrt. Nicht minder umstritten war der Beruf des Plastischen Chirurgen, der lange Zeit in der Medizin nicht anerkannt war.

Anders als bei einem Überblick zur Entwicklungsgeschichte der Herz-Thorax-Chirurgie ist die Vergangenheit der ästhetischen Chirurgie eng mit den jeweils geltenden gesellschaftlichen Körperidealen verbunden, die wiederum auf den jeweils herrschenden Ideologien basieren. Das Schöne war immer zugleich das Gesunde und auch das Gute, das Hässliche stand gleichzeitig anhaltend für das Kranke und das Böse.

Die Motive, den eigenen Körper operativen Korrekturen zu unterziehen, waren im Zuge der Geschichte unterschiedlich gelagert und hatten in erster Linie mit befürchteter Ausgrenzung zu tun. Krankheit in ihrer moralischen Dimension und Rassendenken stellen zwei Schwerpunkte in der Angst vor Ausgrenzung dar. Wer aufgrund seines Äußeren stigmatisiert war, hegte klarerweise den Wunsch „unsichtbar" im Sinne von „nicht länger ausgegrenzt" wahrgenommen zu werden. Man wollte „sichtbar" im Sinne von „dazugehörig" sein. Es ging also weniger darum „schön" zu sein. Keine „jüdische" oder „irische" Nase mehr zu haben bedeutete für viele Betroffenen nicht nur nicht länger marginalisiert zu sein, sondern sehr oft eine Chance auf bessere Arbeit zu haben.

Generell spielt die Nase in der Geschichte der ästhetischen Chirurgie eine wichtige Rolle, weshalb sich auch ein geschichtlicher Streifzug am Beispiel der Nase sehr gut dazu eignet, die diversen historischen „Großkapitel" zu umreißen. In der westlichen Welt ist das Gesicht neben den Händen das einzige „unbekleidete" Körperteil, und die Nase bildet quasi das Zentrum des Gesichts. Verständlich, dass gerade dieses Körperteil stark ideologisch besetzt war.

In der Auseinandersetzung mit der Thematik trifft man insbesondere auf Sander L. Gilman, „Distinguished Professor" für Geisteswissenschaften an der Emory University in Atlanta, der mit „Making the Body Beautiful" (1999, Princeton University Press) und „Creating Beauty to Cure the Soul" (1998, Duke University Press) zwei wunderbare Bücher geschrieben hat, aus denen ich mein Wissen beziehe.

Das Ziel des nachfolgenden geschichtlichen Bogens ist es, einen ersten Eindruck über die Komplexität des Themas zu vermitteln sowie einen Basisüberblick zu gewährleisten. Einem Anspruch auf Vollständigkeit kann bei dieser Textlänge verständlicherweise nicht Rechnung getragen werden.

KLEINE ZEITREISE DURCH DIE ENTWICKLUNGS-GESCHICHTE DER SCHÖNHEITSCHIRURGIE

Historisch gesehen gab und gibt es keine Gesellschaft, die nicht auf irgendeine Art und Weise versuchte, das Erscheinungsbild des Körpers zu verbessern. Bis in die frühe Neuzeit waren Eingriffe fast immer religiös motiviert (z. B. Praktiken der Tätowierung oder der Beschneidung) – auch die Medizin folgte vor allem rituellen Regeln.

Im Wesentlichen lässt sich die Geschichte der ästhetischen Chirurgie in die Zeit vor und nach der Entdeckung von Schmerzbetäubung (Anästhesie) im Jahre 1846 und Keimfreiheit (Antisepsis) im Jahre 1867 unterteilen. Unterzog man sich vor Mitte des 19. Jahrhunderts einem chirurgischen Eingriff, waren die damit verbundenen Risiken und auch das Schmerzausmaß schier unvorstellbar. Verständlich, dass man nur in zwingend notwendigen Fällen eine Operation in Betracht zog.

Anfänge in Indien

Ihren Anfang findet die plastische Chirurgie in Indien. Aber auch China, Ägypten und dessen Erben Byzanz, Griechenland und auch das Römische Kaiserreich bedienten sich lange vor der Renaissance therapeutischer Methoden zur Rekonstruktion verletzter Körperteile. Vor allem aber der Nase galt seit jeher ein besonderes Interesse, und so nimmt die Nasenkorrektur (Rhinoplastik) einen zentralen Bereich im historischen Abriss der plastischen Chirurgie bis weit in die Moderne ein.

Der Inder Sušhruta [4.–5. Jh. v. Chr.] gilt als Vater der plastischen Chirurgie. Er führte eine ganze Reihe unterschiedlicher Operationen durch, so z. B. Nasenkorrekturen, Blasensteinentfernungen, Augenoperationen, Kaiserschnitte, Knochenverpflanzungen u.v.m.

Sushutra dokumentierte die gesamte damalige Chirurgie, die bis zu diesem Zeitpunkt lediglich mündlich überliefert wurde (Sushutra Samihita). Er beschrieb die Nasenrekonstruktion mit einem Wangenlappen, eine Methode, die nach Sushruta mit dem Stirnlappen verbessert wurde. Noch heute versteht man darunter die indische Nasenrekonstruktionstechnik.

Die Notwendigkeit für derartige Eingriffe begründete sich entweder in Krankheit (Skorfula, Frambösie, Syphilis), angeborenen Missbildungen oder Kriegsverletzungen. Es war zudem üblich Kriegsgefangene, Diebe oder Verbrecher nicht zu töten, sondern ihnen Nasen, Ohren oder Arme abzuhacken. Wer nicht stigmatisiert sein wollte, brauchte eine neue Nase.

Von den Pharaonen bis zur Renaissance

Auch der römische Enzyklopädist Aulus Cornelius Celsus [1. Jh. n. Chr.] beschrieb in seinen Aufzeichnungen erstaunliche Einzelheiten über Operationen an Nasen, Lippen und Augenlidern.

Spätestens in der Renaissance [1400–1600] hatte sich die Medizin von der Religion und ihrem rituellen Charakter abgekoppelt und ist Technik geworden. Medizinisch-technisch wäre vieles schon machbar gewesen, die Kirche war allerdings dagegen, denn Eitelkeit galt in der christlichen, besonders in der katholischen Theologie als „Hauptsünde". Die Sorge um die eigene Attraktivität lenke den Menschen vom Denken an Gott ab. Die sieben Todsünden betreffend fällt Eitelkeit unter die Todsünde „Hochmut".

Das Gift auf Amors Pfeil – die Syphilis

Mit Ende des 15. Jh./Anfang 16. Jh. wurde Europa von einer Syphilisepidemie heimgesucht. Eine der Folgen von Syphilis als sexuell übertragbarer Krankheit war das Zersetzen der Nasenscheidewand (eingefallene Nase), den Betroffenen stand ergo die Sünde mitten ins Gesicht geschrieben. Diesen Makel wollte man klarerweise loswerden.

Krankheit und Gesundheit waren zur damaligen Zeit moralische Kategorien. Krankheit galt nicht nur als unschön, sondern auch als unmoralisch und umgekehrt war das Schöne auch immer das Gesunde und das Moralische. Die katholische Kirche konnte zur damaligen Zeit nicht erlauben, dass Syphilisnasen operiert wurden, denn eine Erlaubnis hätte die moralischen Kategorien durcheinandergebracht. Das Stigma (im Falle der Syphilisepidemie hauptsächlich die Nase) wurde als gerechte Strafe Gottes ausgelegt, die man nicht „maskieren" durfte.

Das Moment der Sichtbarkeit war entscheidend. Sobald man die Möglichkeit hatte, die Nase zu operieren, tat man es. Die Ergebnisse sind aus heutiger Sicht zweifellos nicht sehr überzeugend, sie sahen nicht wie Nasen aus. Trotzdem aber besser als keine Nase zu haben.

Das Beispiel der Syphilisepidemie zeigt, dass die Grenze zwischen notwendig und unnötig, zwischen erlaubt und nicht erlaubt immer ideologisch begründet ist.

Seither wurde eine Unterscheidung zwischen chirurgisch notwendigen Eingriffen, weil sie sich auf die Funktion des Körpers beziehen und chirurgisch unnötigen Eingriffen, weil sie „nur" den Körper verschönern, getroffen.

Das Mittelalter

Gaspare Tagliacozzi [1554–1590], Chirurgieprofessor an der Universität von Bologna, übernahm die Methode von Antonio Branca, der erstmals neben der indischen Methode zur Nasenrekonstruktion (Stirnlappen), den Oberarm zur Bildung einer Nase heranzog [um 1450]. Der Hautlappen vom Oberarm, der die spätere Nase bilden sollte, wurde solange an der Entnahmestelle (und damit durchblutet) gelassen, bis er an der neuen Stelle im Gesicht eingeheilt war. Notwendig dazu war eine komplizierte und für den

Patienten unbequeme Konstruktion aus Schienen und Verbänden. Nach etwa sechs Eingriffen verfügte der Patient wieder über eine rudimentäre Nase.

Tagliacozzis Leistung bestand nicht nur darin, die Methode des gestielten Armlappens (Distanzlappen) zur Nasenrekonstruktion zu veröffentlichen, sondern auch darin, den Begriff der Gesundheit auf die menschliche Psyche zu erweitern. Eine Rekonstruktion der Nase mache den Betroffenen glücklich und somit gesünder. Die Aufgabe und Tätigkeit eines Chirurgen beschrieb er wie folgt: „Wir bauen auf und stellen wieder her und machen ganze Teile des Gesichtes, die die Natur gegeben und das Schicksal fortgenommen hat, nicht nur zur Freude des Auges, sondern um den Geist aufzurichten und der Seele des Betroffenen zu helfen."

Gaspare Tagliacozzi traf ferner eine Unterteilung in „chirurgia curatorum per inistionem" (heilende Chirurgie durch Verpflanzung) und „chirurgia decoratoria" (verschönernde Chirurgie). Damit waren recht früh die beiden Kategorien „Wiederherstellungschirurgie" und „Schönheitschirurgie" geschaffen, deren Trennung bis heute problematisch geblieben ist.

Mit seinen Schriften legte er den Grundstein der plastischen Chirurgie in Europa. Er selbst allerdings stand in ständigem Kampf mit der katholischen Kirche, deren Standpunkt es war, dass Verstümmelungen gottgewollt seien. Tagliacozzis Technik geriet mit seinem Tod 1599 für knapp 200 Jahre in Vergessenheit.

Auf dem Weg zur „Rhinoplastik"

1815 führte Joseph Constantine Carpue [1764–1846] die indische Methode zur Nasenrekonstruktion in die englische medizinische Praxis ein. Carpue präsentierte seine Methode als medizinisch seriös und geeignet für moralisch wertvolle Individuen, wie beispielsweise die Helden der napoleonischen Kriege. Mit der Maskierung der Konsequenzen unmoralischen Handelns wollte er nichts zu tun haben (damit spielte er ganz klar auf die an Syphilis erkrankten bzw. an angeborener Syphilis leidenden Menschen an). Autoren dieser Zeit, zumeist selbst Chirurgen, wehrten sich gegen den Vorwurf unmoralischen Handelns dahin gehend, dass sie die von ihnen durchgeführten Operationen als rekonstruktive und nicht als ästhetische Eingriffe definierten. Die Rekonstruktion von Kriegsverletzungen wurde seitens der damaligen Gesellschaft und ihrer moralischen Werte nicht verurteilt.

In Deutschland beschäftigte sich der Chirurg Carl Ferdinand von Graefe [1787–1840] mit dem Thema Nasenrekonstruktion. 1818 veröffentlichte er nach mehr als 220 Jahren das erste Lehrbuch der plastischen Chirurgie. Der vollständige Titel seiner Monografie lautet: „Rhinoplastik; oder, Die Kunst den Verlust der Nase organisch zu ersetzen, in ihren früheren Verhältnissen erforscht und durch neue Verfahrungsweisen zur höheren Vollkommenheit gefördert". Daraufhin etablierte sich auch die Bezeichnung Rhinoplastik für rekonstruktive Nasenoperationen. In seinem Buch beschreibt er die indische und die italienische sowie eigene Abänderungen der Nasenrekonstruktion. Er gründete eine eigene „Schule" an der Berliner Charité.

Graefe war der Meinung, dass die moderne Gesellschaft das Leid, das Patienten ohne Nase gezwungen waren zu ertragen, verstand. Nach mehreren Jahrhunderten brachte die Gesellschaft das erste Mal ehrlich gemeintes Verständnis für den individuellen Patienten und sein Dilemma auf.

Durch die klassische Namensgebung etablierte Graefe die Rhinoplastik als einen ernst zu nehmenden Bereich der modernen Chirurgie. Die neue Namensgebung schlug darüber hinaus das Bilden einer neuen Nase als medizinisches und nicht als moralisches Problem vor.

Kurz nach Graefe wurden Nasenrekonstruktionen in Frankreich (Duypuytren, Delpech, Liisranc, Labat, Serre), Italien (Signorini, Baroni, Riberi), England (Hutchinson, Syme), Russland (Höfft und Dybeck), Amerika (Warren) und in Deutschland (Beck, Bürger, Heidenreich und Zeiss) nachgeahmt.

Julius von Szymanowski [1829–1868], ebenso ein plastischer Chirurg, erhob die Statistik, dass von insgesamt 243 dokumentierten Nasenrekonstruktionen im Jahre 1857, 125 in Deutschland, 39 in Russland, 34 in Frankreich, 21 in Großbritannien, 12 in Italien, drei in der Schweiz, zwei in Belgien, vier in Amerika und drei in Asien durchgeführt wurden.

Der Berliner Arzt Johann Friedrich Dieffenbach [1792–1847] war Schüler von Graefe und beherrschte die italienische wie auch die indische Methode der Nasenrekonstruktion und führte eine große Anzahl von Operationen erfolgreich durch. Aufgrund der ausgedehnten äußeren Hautschnitte verblieben jedoch sichtbare Narben.

Dieffenbach schreibt 1890 in seinem Werk „Chirurgische Erfahrungen besonders über die Wiederherstellung zerstörter Teile des menschlichen Körpers nach neuen Methoden": „Ein Blinder erregt Mitleid, aber ein Mensch ohne Nase Abscheu und Entsetzen. Und dazu ist die Welt noch gewohnt, diese unglückliche Entstellung als eine gerechte Strafe zu betrachten. Es ist überhaupt die Einteilung der Krankheiten oder vielmehr ihrer Folgezustände, in Verschuldete oder Unverschuldete höchst sonderbar. Der Unglückliche, welcher die Nase verloren hat, findet kein Mitleid, am wenigsten bei Frömmlern, Homöopathen und Heuchlern. Es wird von der Welt nicht weiter untersucht, ob die Nase verloren ging, weil ein Balken darauf fiel, oder ein Skrofeln oder die Syphilis sie zerstörte."

Die syphilitische Nase nimmt einen bedeutenden Platz in der europäischen Kulturgeschichte ein und kann als das herausragende Symbol für das Unreine, das Minderwertige und das Nichterwünschte angeführt werden. Das Entstehen eines neuen Stigmas, nämlich dem der Rasse, löste gegen Mitte/Ende 18. Jh./Anfang 19. Jh. das Stigma der Krankheit (v. a. der Syphilis) ab. Der symbolische Lokus einer zu kleinen Nase wurde infolge untrennbar mit Rasse verbunden.

Das Stigma der Rasse

Der „Durchbruch" der ästhetischen Chirurgie, bzw. die moderne Epoche der ästhetischen Chirurgie kann mit dem 19. Jahrhundert datiert werden. Das Bewusstsein, dass man nicht von Gott, der Kirche oder einer Nation bestimmt oder definiert ist, kommt zunächst in der Renaissance auf, in der Aufklärung setzte sich dieses Bewusstsein dann durch.

Die Aufklärung hatte das Verhältnis des Menschen zum Körper neu bestimmt. Der Mensch nahm sich nicht mehr als alleinig zum Kollektiv gehörend wahr, sondern als Individuum, dessen Leben nicht von vornherein für immer und ewig bestimmt war. Die Idee, dass man über sich selbst bestimmen kann, also autonom ist, setzte sich durch. „Ich muss nicht mehr leiden, nur weil mich Gott so geschaffen hat", wurde im Zusammenhang mit der ästhetischen Chirurgie der springende Gedanke. Das Bewusstsein der Autonomie ist die Voraussetzung zur Etablierung der ästhetischen Chirurgie. Zudem verringerte die Erfindung der modernen Anästhesie (Schmerzbetäubung) 1846 und Antisepsis (Keimfreiheit bei der Operation) 1867 Schmerzen und Infektionsgefahr in wesentlichem Ausmaß.

Hinzu kommt, dass infolge des Kolonialismus ein neues Stigma in der Gesellschaft entstanden war – das Stigma der Rasse. Auch die Vorstufen der ästhetischen Chirurgie wurden zum Zwecke herrschender politischer Ideologien instrumentalisiert:

Im 18. und 19. Jahrhundert existierte die Vorstellung, dass die Rasse am Körper ablesbar ist. Rassenideologisch kann gesagt werden, dass die äußeren Merkmale die Seele widerspiegeln. D.h., der Rassismus nutzte die kleinen Unterschiede der Physiognomie als „Beweise" für eine bestimmte „Rassenzugehörigkeit" und behauptete zudem, dass eine pathologische „Rassen-Seele" am Körper ablesbar sei.

Bereits im 18. Jahrhundert wurde begonnen, Unterschiede zwischen den Rassen zu definieren. Zwischen Schwarzen und Weißen, Juden und Nicht-Juden. Zu Objekten der rassischen Physiognomie wurden nicht nur Schwarze oder Juden, sondern auch die sog. „Hottentotten". In Amerika wurden so die Neueinwanderer aus Irland bezeichnet, deren „zu kleine, flache, kurze" Nasen als Zeichen ihrer Minderwertigkeit galten, weil damit die Nase angeborener Syphilis assoziiert wurde.

Gerade weil durch die Aufklärung die Gesellschaft durchlässiger geworden war, brauchte man jetzt Begründungen dafür, weshalb einer Sklave oder Herr war, wer dazugehörte und wer nicht. Diese Begründung wurde im Visuellen gesucht. Die Schwarzen wurden als die Sklaven gesehen, die Weißen als die Herren – das war noch einfach, vor allem weil man davon ausging, dass niemand zwischen den Rassen stehen konnte. Die Juden waren nicht so leicht zu erkennen. Sie hatten sich assimiliert und arbeiteten in bürgerlichen Berufen (spezifische Kleidung und Schläfenlocken waren selten geworden). Und so haben Anthropologen Anfang des 19. Jahrhunderts plötzlich von der jüdischen Nase als Rassenmerkmal

gesprochen. Vermutlich in Anlehnung an die syphilitischen Nasen, die das Erkennungsmerkmal Nase von Außenseitern in den Bildschatz vorgeschlagen hatten. Das Stigma war also wieder die Nase, thronend in der Mitte des Gesichts sichtbar. Dass derartige Rassenmodelle nicht funktionierten, ist in Wirklichkeit klar, denn würden Juden tatsächlich anders aussehen als Nicht-Juden, hätten z.B. die Nationalsozialisten keinen gelben Stern als Erkennungsmerkmal gebraucht; dasselbe gilt für Schwarz und Weiß mit all den unzähligen Abstufungen dazwischen. Dennoch haben nach dem Bürgerkrieg in den Vereinigten Staaten, also nach 1865, hellhäutige Schwarze angefangen, ihre „zu platten" Nasen operieren zu lassen, um als Weiße durchzugehen – ähnlich wie später nach der Einführung der Apartheid in Südafrika. Analog dazu haben Juden in Deutschland Ende des 19. Jahrhunderts ihre Nasen verkleinern lassen, um als Nichtjuden zu erscheinen und so ihren sozialen Status zu verbessern.

Es ging nicht darum, schön zu sein, sondern darum, eine bessere Arbeit zu bekommen. Die ästhetische Chirurgie bot den Opfern des Rassismus die Möglichkeit, ihre signifikanten Körperteile wie Nasen oder Ohren zu ändern und „unsichtbar" zu werden.

Physiognomische Irrungen
Der holländische Anatom Petrus Camper [1722–1789], Anatomielehrer an der Amsterdamer Zeichenakademie, „erfand" den sog. Nasenindex und den Gesichtswinkel. Sein Werk „Über den natürlichen Unterschied der Gesichtszüge" wurde von seinem Sohn Adrien posthum 1792 herausgegeben.

Camper demonstrierte an Lebewesen unterschiedlichen Alters und unterschiedlicher Rassen, wie verschieden dieser Winkel ausfällt. Beim Affen ist er besonders spitz, bei Afrikanern weniger, bei Europäern bildet er eine senkrechte Linie, beim Apoll vom Belvedere einen stumpfen Winkel.

Camper stellte mit seiner Arbeit – letztlich von ihm unbeabsichtigt – ein rassentheoretisches Modell bereit, das im weiteren Verlauf des 19. Jahrhunderts zur Diffamierung vor allem der Afrikaner als affenähnlich zunehmend missbraucht wurde, weil es problemlos in ein eurozentristisches Menschenbild passte, z.B. als Kampfinstrument gegen die Sklavenbefreiung.

Campers Gesichtswinkel wurde von vielen seiner Zeitgenossen und Nachfolger herangezogen. Auch heute noch wird die Gesichts- und Schädelvermessung in einem ästhetisch-symmetrischen Sinne nach wie vor Bedeutung beigemessen.

Neben Camper ist vor allem der Schweizer Johann Caspar Lavater [1741–1801] zu erwähnen, der die Physiognomik um eine Charakterlehre erweiterte. Die Physiognomik bildete demnach den einzigen Zugang zur Beurteilung des Wesens jedes Menschen. Dem Zeitgeist entsprechend fanden seine Physiognomischen Fragmente u. a. Anklang bei Goethe und Herder.

Schwarze, jüdische und irische Nasen

Die Bedeutung der schwarzen Nase galt auch bald für die jüdische Nase, beide wurden als hässlich kategorisiert. Die Physiognomik der Juden wurde als näher zur afrikanischen als zur europäischen Physiognomik verstanden, die Juden galten als die schwarzen „Orientalen". Die Nase wurde zum abstrakten Rassenzeichen des Charakters und des Temperaments, die dem Juden und dem Afrikaner zugeschrieben wurden. In der Ethnologie des 19. Jahrhunderts wird die Annahme der engen rassischen Beziehung zwischen Juden und Afrikanern zum Klischee. Jüdische wie auch nicht-jüdische Anthropologen des Fin de Siècle schreiben über diese „Verbindungen" zwischen Juden und Schwarzen. Der Jude wird nicht nur infolge seiner Hautfarbe als „schwarz" eingestuft, sondern auch infolge physiognomischer Merkmale, wie eben die Form der Nase. Juden wurden im wahrsten Sinne des Wortes als „schwarz" angesehen.

Auch die irischen Einwanderer in Amerika wurden aufgrund ihrer Stupsnasen ausgegrenzt. Die Iren galten als dumm, ihr Charakter als schlecht, ihre Physiognomie als unterwürfig, außerdem sahen sie hundeähnlich aus, weshalb ihre Nase auch den Namen Boxernase („pug nose") bekam. Rassenanthropologen der 1880er kamen zu dem Schluss, dass Irland unmöglich ihr ursprüngliches Herkunftsland sein könne. Als schön galt in England die englische Nase und in den Vereinigten Staaten die deutsche Nase. Derartige physiognomische Klassifizierungen führten unter den Iren zu dem stark ausgeprägten Wunsch nicht irisch, sondern englisch oder deutsch auszusehen.

Nasenkorrekturen ohne äußere Narben

1897 entwickelte der New Yorker Arzt John Orlando Roe [1849–1915] die Verkleinerung der Nase durch innere Schnitte. Dies war ein bedeutendes Novum in der ästhetischen Chirurgie. Er wählte als Zugang für die Nasenkorrektur die Nasenlöcher, wodurch keine sichtbaren Narben mehr entstanden. Keine sichtbaren Narben bedeutete, dass eine vorgenommene Operation gleichermaßen ungesehen blieb.

Roe unterteilte ferner die Nase in fünf Kategorien: die römische Nase, die griechische, die jüdische, die Stups- oder Boxernase sowie die Himmelfahrtsnase. Er selbst sah sich nicht nur als Arzt, sondern auch als Künstler, für ihn ging es nicht nur darum eine neue Nase zu formen, sondern auch die Psyche der Betroffenen zu heilen.

Roe führte eine große Anzahl von Nasenkorrekturen bei irischen Einwanderern durch und verhalf ihnen zu „amerikanischem" Aussehen. Durch die subkutane Operationsmethode fielen Narben weg, und seine neuen Amerikaner wurden un/sichtbar. Unsichtbar im Sinne von nicht länger ausgegrenzt und kategorisiert, sichtbar im Sinne von als „dazugehörig" wahrgenommen. Durch diese „Verwandlung" wurde das persönliche, seelische Glück der Betroffenen rehabilitiert.

In Berlin praktizierte in den 1890er Jahren Jacques Joseph [1865–1934], ein jüdischer Chirurg deutscher Abstammung. Selbst marginalisiert als Jude in einer in Deutschland zunehmend antisemitischen Zeit entwickelte er ein Verfahren, mit dem die Größe der „jüdischen" Nase reduziert und ihre charakteristische Form verändert werden konnte. Auch große Ohren mit fleischigen Ohrläppchen, die als „jüdische Ohren" bezeichnet wurden, wurden von Joseph korrigiert. Seinen jüdischen Landsleuten wurde so ermöglicht, in der Gesellschaft, in der sie lebten, unkenntlich zu werden.

Joseph führte in Berlin unabhängig von Roe in New York wenig später die genau gleiche Operation durch. 1904 entfernte er einen Nasenhöcker von innen, um äußere Vernarbungen zu vermeiden. In einem Abriss zur Nasenverkleinerung führte Joseph zum Seelenleben seiner Patienten aus: „Sie waren verlegen und gehemmt im Umgang mit ihren Mitmenschen (...) und hatten den dringenden Wunsch, in ihrem Verhalten froh und ungezwungen zu werden (...) Die operative Nasenverkleinerung (das ist meine feste Überzeugung) wird auch in Zukunft vielen Unglücklichen die Freude am Leben zurückgeben und, wenn diese Verunstaltung sie bisher an einer Karriere gehindert hat, ihnen die volle Ausnutzung ihrer Begabungen erst erlauben."

Die meisten Schönheitschirurgen der ersten Generation in Europa und Amerika waren selbst Marginalisierte: Juden, Frauen, Schwarze, Einwanderer. Diese Arbeit im Grenzgebiet der Medizin, in der Grauzone der sozialen Definition des Arztes, konnte sich nur leisten, wer ohnehin schon ausgegrenzt war. Denn diese Ärzte haben sich in einem heiklen Feld bewegt: Sie galten als diejenigen, die ohne medizinische Notwendigkeit und somit fast schon gegen den Hippokratischen Eid gearbeitet haben. Sie standen im Verdacht, nur ihre eigene Geldgier und die Eitelkeit ihrer Klientel befriedigen zu wollen.

Körper, Seele und Ideologie

Interessant ist ferner die Tatsache, dass ästhetische Chirurgie und Psychoanalyse im gleichen Zeitraum das Feld der Medizin betreten haben. Beide wurden von der etablierten Medizin geächtet. Der ästhetische Chirurg ist der Gegenentwurf zum Psychoanalytiker. Im späten 19. Jahrhundert begannen Wissenschafter, das Verhältnis zwischen Körper und Seele neu zu definieren. Sigmund Freud [1866–1939] vertrat die Auffassung, dass die Seele vollständig über den Körper herrsche und alle Krankheiten deshalb seelisch-geistigen Ursprungs seien. Während die Psychoanalyse also sagt, dass das Innere das Äußere bestimmt, argumentiert der ästhetische Chirurg genau umgekehrt, indem er behauptet, dass das Äußere, z.B. die Form der Nase, die Ursache der Unglücklichkeit des jeweiligen Menschen sei. Gilt also der Körper als krank und unschön, wird auch der Geist krank. Verbessert man den Körper, verbessert man auch den Geist.

Gemeinsames Ziel der Psychoanalyse sowie der ästhetischen Chirurgie war die Wiederherstellung bzw. die erstmalige Herstellung des individuellen Glücks. Dieses Ziel erinnert an die Aufklärung im 18. Jahrhundert, an die postulierte Wandelbarkeit der eigenen Identität. In beiden Fällen war allerdings die Hilfe eines Arztes erforderlich, und das widersprach dem anderen aufklärerischen Ideal,

dem der Autonomie des Subjekts und dessen Pflicht zur Selbstverantwortlichkeit.

Es kommt also nicht von ungefähr, dass die Olympischen Spiele 1896 wiederbelebt wurden. Es entstand damit die weltweite Kultur des Körpers. Verantwortung gegenüber dem eigenen Körper, ihn zu trainieren, ihn gesund zu ernähren, Herr über den eigenen Körper zu werden. Das waren die Anfänge der modernen Bodybuilding-Bewegung, die den antiken, muskulösen und ästhetischen Körper wiederentdeckten.

Neben der Vorstellung, dass der Einzelne seinen Körper und damit auch seinen Geist verbessern kann, entstand auch die Idee, die Rasse oder das Volk zu optimieren, damit ein „gesundes" Gemeinwesen entstand. Viele der frühen kosmetischen Chirurgen sind auch Eugeniker gewesen. Die Rechnung war wie folgt: Eine Schönheitsoperation ermöglicht es auch ursprünglich hässlichen Menschen, schönere Ehepartner zu finden und mit ihnen schönere Kinder zu zeugen, sodass die Hässlichkeit langfristig ausstirbt und damit auch die Gesellschaft verbessert wird. Das ist freilich pure Ideologie – Ideologie mit erheblichen politischen Folgen: Alle großen politischen Bewegungen des späten 19. und frühen 20. Jahrhunderts (Faschismus, Kommunismus, Zionismus und auch der Kapitalismus) wollten neue, bessere, stärkere, schönere Körper schaffen. Die Vorstellung von Veränderbarkeit und Entwicklungsfähigkeit des Körpers und der Gesellschaft als Folge der Aufklärung gehörten zur Vorstellungswelt des Modernen, und diese politischen Bewegungen waren „modern". Gleichzeitig sollten diese „neuen" Körper auch die Kraft des „neuen" Systems ausdrücken. Es ging dabei vor allem um den gesunden Körper – wobei das Schöne, das Gesunde und das Gute gleichgesetzt wurden.

Auch jenseits dieser Ideologien hat sich bis heute die Vorstellung gehalten, dass wir, indem wir unseren Körper ändern, gleichzeitig alles verbessern können. Die Vorstellung, sich verbessern zu können, ist Teil unserer Definition des Modernen.

Die Körperideale um die Jahrhundertwende 19./20. Jh. waren inspiriert von Renaissance-Künstlern wie Leonardo Vinci [1452–1519], Michelangelo [1475–1564] oder Albrecht Dürer [1471–1528], die ihre Ideale der klassisch-griechischen Ästhetik entlehnten. Das

Schöne war das Symmetrische und das Proportionierte. Das Abbild eines perfekten Körpers repräsentierte auch das Gesunde und das Gute.

Auch der ästhetische Chirurg dieser Zeit verstand sich als „Künstler & Skulptor". Ohne etwas von einem Künstler zu haben, sei dieser Beruf nicht ausübbar, war auch die feste Überzeugung von Jacques Joseph.

Der Erste Weltkrieg

Zu Beginn des 20. Jahrhunderts war der Status der ästhetischer Chirurgie eher fragil. Es bestand nach wie vor das alte Spannungsfeld zwischen rekonstruktiver, also seriöser Chirurgie und ästhetischer, also leichtfertiger Chirurgie.

Erst der 1. Weltkrieg sollte aufgrund der unzähligen Kriegsverwundeten und der damit verbundenen Notwendigkeit rekonstruktiver Chirurgie à la longue auch eine Trendwende für die ästhetische Chirurgie bedeuten. Jacques Joseph engagierte sich bereits zu Kriegsbeginn in der Heeresmedizin und gründete 1916 eine eigene Abteilung für rekonstruktive Chirurgie an der Berliner Charité. Auf der Seite der Alliierten waren der Neuseeländer Harold Delf Gillies [1892–1960], auf dessen Bemühungen hin (ebenfalls 1916) das Cambridge Hospital in Aldershot errichtet wurde, und der Franzose Hippolyte Morestin [1869–1919] im Bereich der rekonstruktiven Chirurgie tätig. Sie alle begrüßten die Möglichkeit, der Welt zu zeigen, wie notwendig, ehrbar und rettend ihr medizinisches Handwerk sein konnte, war dies doch vor dem Krieg noch stark marginalisiert und häufig unter Beschuss genommen worden. Die neue Rolle als rekonstruktive Chirurgen im Krieg war für sie mit einem „neutralen" Status innerhalb der medizinischen Welt verbunden.

Im Krieg wurden alle nur denkbaren Körperteile verstümmelt, Wunden im Gesicht waren aber häufig die schrecklichsten, weil es sich beim Gesicht um den exponiertesten aller Körperteile handelte. Gesichter wurden im wahrsten Sinne des Wortes zerfetzt, die Träger dieser Gesichter aber waren am Leben. In der Ikonografie des europäischen Pazifismus in der unmittelbaren Nachkriegszeit kam den Fotografien, die Kriegsversehrte mit völlig entstellten Gesichtern abbildeten, besondere Bedeutung zu. Man denke an Ernst Friedrichs [1894–1967] „Krieg dem Kriege" (1924). Zum Großteil handelte es sich um Fotografien

der bereits rekonstruierten Gesichter, die trotz der zahlreichen operativen Eingriffe den Schrecken des Krieges visualisierten. In London, Paris und Berlin wurden Ausstellungen organisiert, die Fotos von Kriegsverletzten zeigten und Tausende von Menschen für den Pazifismus eintreten ließen. Der Verlust von Gliedmaßen oder andere Kriegsverletzungen schlossen es nicht aus, als „Held" verstanden zu werden, sie galten als Zeichen der Ehre, und Helden haben etwas Erotisches. Das Gesicht zu verlieren bedeutete aber nahezu den Verlust von Menschlichkeit, und das Gesichtslose wurde nie als „erotisch" wahrgenommen.

Auch in den Vereinigten Staaten wurden die rekonstruierten Gesichter der Kriegsveteranen dazu verwendet, um mehr gesellschaftliche Toleranz für die ästhetische Chirurgie einzufordern. Die ästhetische Chirurgie linderte das Leiden der Gesellschaft der Nachkriegszeit, und die Greuel des Krieges schufen eine Umgebung, in der ästhetische Chirurgie ohne den Vorwurf der Eitelkeit durchgeführt werden konnte. Dies führte zu einem neuen Status für die ästhetische Chirurgie und stärkte das Selbstbewusstsein und die Zufriedenheit derer, die sich für dieses Handwerk entschieden.

Nach dem Ersten Weltkrieg und nach der weltweiten Pazifismusbewegung gegen alle Kriege genoss Jacques Joseph außergewöhnliches Ansehen. Auch wenn er nicht der Erste war, der Methoden zu Gesichtsrekonstruktionen und Nasenoperationen entwickelte, die auch heute noch angewendet werden, entwickelte er eine Reihe neuer OP-Variationen und Operationsinstrumente.

Wie Tagliacozzi im 17. Jahrhundert und Dieffenbach im 19. Jahrhundert, kommt Joseph zu Beginn des 20. Jahrhunderts eine Schlüsselrolle zu, einem Jahrhundert, das die ästhetische Chirurgie nachhaltig prägte und das von der ästhetischen Chirurgie nachhaltig geprägt wurde. Der Mythos um Joseph überschattete all das bisher Dagewesene, er wurde zum einflussreichsten Chirurgen seiner Zeit. Viele seiner Zeitgenossen besuchten ihn in Berlin, um die neuesten Techniken der ästhetischen Chirurgie zu erlernen. Sein 1931 veröffentlichtes Handbuch der ästhetischen Chirurgie stellte einen Basisüberblick vieler Eingriffe bereit, die der modernen ästhetischen Chirurgie zugrunde liegen. Zentral in seiner Methode der Rhinoplastik war, wie bereits erwähnt, dass sie keine sichtbaren Narben hinterließ. Der Fin de Siècle in Deutschland und Österreich ist geprägt von einer Begeisterung für operative Nasenveränderungen (wie auch für Brustverkleinerungen, zu denen wir später kommen). Joseph wurde zum Vater der ästhetischen Nasenkorrektur, was ihm den Spitznamen „Nosef" („Nasen-Josef") eintrug. Jacques Joseph starb 1934 an einem Herzinfarkt, kurz davor wurde ihm von den Nazis seine Zulassung als Arzt zur Gänze entzogen.

Die Auffassung Josephs, dass man als ästhetischer Chirurg gleichermaßen „Psychologe" sei und mit körperlichen Eingriffen die unglückliche Psyche behandelte, war das Credo aller ästhetischen Chirurgen in dieser Zeit. Das erklärte Ziel des ästhetischen Chirurgen war eine gesunde Psyche des Patienten. Für die Verwundeten des 1. Weltkriegs lag das psychische Glück in der „Verwandlung" vom „völlig Entstellten" zum „Kriegsverwundeten".

Die Zwischenkriegszeit

In den 1920er Jahren schlug Martin Gumpert [1897–1955], Dermatologe, Fürsorgearzt, Gerontologe, Sozialreformer, Medizinhistoriker, Dichter und Schriftsteller und ebenfalls Jude, die Errichtung eines öffentlichen Krankenhauses für ästhetische Chirurgie in Berlin vor. Gumpert setzte sich ebenso für die Schaffung einer, aus öffentlichen Mitteln finanzierten, städtischen Beratungsstelle für Entstellungsfürsorge ein, die 1928 in Berlin-Wedding eröffnet wurde. Seine Bemühungen, unterstützt von der französischen ästhetischen Chirurgin Suzanne Noël [1878–1954], mündeten in der Errichtung einer Abteilung für „soziale Kosmetik" am dermatologischen Institut der Universität Berlin. 1933 wurde Gumpert als „Nichtarier" von den Nazis seiner ärztlichen Ämter enthoben, 1934 aus dem Schriftstellerverband ausgeschlossen, woraufhin er 1935 in die USA emigrierte.

Zu erinnern gilt es weiters Ludwig Lévy-Lenz [1889–1976], der von 1925–1933 am von Magnus Hirschfeld [1868–1935] aus privaten Mitteln 1918 gegründeten Institut für Sexualwissenschaft als Leiter der Frauenabteilung fungierte. Er beteiligte sich aktiv an der Sexualberatungsstelle, erstellte Gutachten, publizierte über Abtreibungstechniken, ästhetische Chirurgie u. v. m., übernahm gegen Ende der 20er Jahre die Schriftleitung der Zeitschrift „Die Ehe", führte erste Geschlechtsumwandlungen

an Transvestiten durch und unterhielt nebenbei eine Privatklinik für Sexualleiden. Lévy-Lenz erwarb seine Kenntnisse der ästhetischen Chirurgie bei Noël in Paris und Joseph in Berlin. 1939 wurde er ausgebürgert und praktizierte nach dem Krieg als plastischer Chirurg in Kairo und Baden-Baden.

Wie Gumpert war Lévy-Lenz der Meinung, dass es sich bei ästhetischer Chirurgie um eine Form der Psychotherapie handle, die nicht den Reichen und Wohlhabenden vorbehalten sein solle. Er publizierte zum Thema ästhetische Chirurgie und ihre Bedeutung für sexuelle Gesundheit und zählte zu jenen Stimmen, auf die die stetig wachsende Akzeptanz der ästhetischen Chirurgie in den liberalen Berliner Zirkeln der Weimarer Republik [1918–1933] zurückgeht. In seinem Buch „Die aufgeklärte Frau: Ein Buch für alle Frauen" (1928) vertritt er die Meinung, dass die weibliche Schönheit eine biologische Notwendigkeit für die Fortpflanzung im darwinistischen Sinne darstelle, sowie, dass das Schöne nicht nur ein Teil der weiblichen Biologie sei, sondern ebenso ein Teil der weiblichen Psyche. In einer schnelllebigen Zeit mit stetig steigenden Ansprüchen an die moderne Frau stelle die ästhetische Chirurgie das einzige Mittel dar psychische Gesundheit zu erhalten bzw. wieder herzustellen.

Der Zweite Weltkrieg

Alle großen politischen Bewegungen des späten 19. und frühen 20. Jahrhunderts hatten zum Ziel neue, bessere, stärkere, schönere Körper schaffen. Wie bereits erwähnt, sollte der neue Körper die Kraft des neuen Systems ausdrücken. Dabei ging es vor allem um den gesunden Körper – das Schöne, das Gesunde und das Gute wurden dabei gleichgesetzt. Besonders in Erinnerung ist hierbei der Faschismus. Die Rolle der ästhetischen Chirurgie im 2. Weltkrieg ist eine sehr komplexe.

Ästhetische Eingriffe waren, sofern sie militärisch von Bedeutung waren, im Faschismus Pflicht. In Nazi-Deutschland wurde 1936 ein Gesetz erlassen, demnach der Staat über das Recht verfüge, den Körper des Soldaten, ggf. auch gegen dessen Einwilligung, operativ zu verändern. Veränderungen in der Physiognomie würden es einerseits dem „hässlichen" Soldaten ermöglichen, zum „echten" Soldaten zu werden und andererseits würde der neue Körper „effizienter" im Sinne des Regimes werden.

Auch Benito Mussolini [1883–1945] nutzte bereits in den 1930er Jahren die Möglichkeiten der ästhetischen Chirurgie, um die „Performance" des Militärs zu steigern. An alle Offiziere über 40 Jahre erging der Befehl ihre Augenlider untersuchen zu lassen. Schlupflider, so die allgemeine Auffassung, würden das Sichtfeld einschränken, weshalb sich alle Offiziere, bei denen ein Hautüberschuss an den Oberlidern vorlag, einer operativen Korrektur unterziehen mussten.

Hitler war der Auffassung, dass die Zufriedenheit der weiblichen Wählerschaft stark von der Aufrechterhaltung „ästhetischer Freuden" abhängig war. Aus Angst einer weiblichen Revolte waren Schönheitssalons und Friseurläden die gesamte Kriegszeit hindurch geöffnet.

Unter dem Joch des Nationalsozialismus wurde ästhetische Chirurgie innerhalb der jüdischen Bevölkerung gewissermaßen zum Imperativ. Vor allem das Bild einer „jüdischen" Nase war besonders negativ besetzt. 1933, kurz, nachdem Hitler an die Macht gekommen war, wurde jüdischen Ärzten die Zulassung entzogen, Nicht-Juden zu operieren. Operative Eingriffe ermöglichten jüdischen Männern und Frauen in Nazi-Deutschland und Österreich allerdings nur ein kurzes Aufatmen. Nach der Einführung des Judensterns war ihnen die Möglichkeit der „Unsichtbarkeit" genommen.

Ästhetische Chirurgie wurde nach dem 2. Weltkrieg sehr häufig mit den Nazis in Verbindung gebracht. Ein wiederkehrendes Thema in Literatur und Film ist das von Nazi-Führern, die sich ihre Gesichter und Hände umoperieren ließen, um so die Seiten zu wechseln – vom Täter zum Opfer.

Nach der Nase
Gerade der 1. Weltkrieg und auch der 2. Weltkrieg haben zu einer neuen gesellschaftlichen Auffassung von plastischer Chirurgie geführt. In der Zeit nach dem 2. Weltkrieg setzte die Schönheitschirurgie zum Siegeszug um den Globus an. Einerseits zeichnen dafür neue medizinische Technologien verantwortlich, andererseits kommt wiederum der „Verwandlung" eine Schlüsselrolle zu.

Das Motto lautete: jünger, dünner, weiblicher oder männlicher, vor allem aber schöner zu sein. Gerade

der weibliche Körper wurde mit der Jahrhundertwende 19./20. Jahrhundert als maximal wandelbar verstanden, ohne dabei die Essenz der Weiblichkeit zu verlieren. Im Westen stehen insbesondere das Gesäß und die Brust für Erotik. Kulturell schwingt bei diesen beiden Körperteilen seit jeher die Assoziation Fortpflanzung mit.

Die erste Bauchdeckenstraffung (1899)
Bereits um die Jahrhundertwende (19./20. Jh.) standen beleibte Körper nicht länger für sozialen Erfolg, sondern wurden Bestandteil medizinischer Diagnostik (Adipositas). Insbesondere die Fettschürze bei Frauen war Rassenmerkmal und stand neben Fortpflanzung für die traditionelle Rolle der Frau als Köchin. 1899 entfernte Howard A. Kelly erstmals überschüssige Haut und Fett bei einer 129 kg schweren Patientin. Der Eingriff wurde als rekonstruktiv verstanden, der Bauchnabel wurde, wie die Brustwarzen bei Brustverkleinerungen in dieser Zeit, verworfen. Im Rassendiskurs war eine Frau mit großem Abdomen das Stereotyp einer jüdischen Frau. Kellys Patientin überlebte den Eingriff, war jedoch nicht glücklich und litt unter extremer Nervosität.

Für Kelly bedeutete dies, dass der Eingriff nur begrenzt Auswirkungen auf das Glücksempfinden seiner Patientin hatte. Der Versuch, Fettleibigkeit mit operativen Maßnahmen beizukommen, war auch ein Versuch die Psyche zu heilen. Zwischen 1886 und dem 1. Weltkrieg liegen ca. 12 dokumentierte Eingriffe dieser Art vor.

Erst 1920 gelang es Max Thorek diesen Eingriff zu revolutionieren, indem er nur unterhalb des Bauchnabels sowie von den Oberschenkeln Gewebe entfernte. Erst 1957 wird von S. Vernon die Versetzung des Bauchnabels dokumentiert, das Ergebnis aus ästhetischer Sicht kann als „schöner" beschrieben werden. Erst die Technik von Ivo Pitanguy, sollte 1967 einen weiteren Meilenstein darstellen. Der zentrale Punkt seiner Methode war ein horizontaler Hautschnitt knapp oberhalb der Schambehaarung; die Narben waren somit weniger sichtbar. Eine Unterscheidung zwischen ästhetisch und rekonstruktiv wurde nicht getroffen und erst 1971 bei einem Treffen plastisch-ästhetischer Chirurgen in Rio de Janeiro diskutiert. Heutzutage versteht man unter einer Bauchdeckenstraffung einen ästhetischen Eingriff.

Von der ersten Brustverkleinerung (1897) zur ersten Brustvergrößerung (1962)

Die Geschichte der Brust im Zeitalter der modernen ästhetischen Chirurgie beginnt mit der Brustverkleinerung um die Jahrhundertwende 18./19. Jahrhundert. Die Idealform der weiblichen Brust war klein, kompakt und rund, anstelle von (über)groß und hängend. Die mit großen Brüsten zumeist einhergehenden Rückenbeschwerden spielten eine Schlüsselrolle. Auch heute noch wird die Brustverkleinerung kaum als reine Schönheitsoperation bezeichnet, sondern eher als rekonstruktiver Eingriff verstanden.

Wie die Nase wurde die Brust zum Gegenstand von Körperstudien auf Basis des Rassendenkens und erfuhr zahlreiche Kategorisierungen. Die Unterschiede in Form und Größe wurden (wie bei der Nase) mit Charaktereigenschaften des betreffenden Individuums, also der betreffenden Rasse, in Verbindung gebracht. Form und Aussehen der Brustwarze und des Warzenhofes spielten dabei ebenso eine Rolle. Der Antropologe Hans Friedenthal [1870–1943] postulierte in einem 1927 publizierten Essay, dass die Form der Nase und der Lippen (durch das Stillen) von der Form der mütterlichen Brust abhängen würde, die Struktur der Sprache würde wiederum von Nase und Lippen bestimmt, somit eigentlich von der Brust der Mutter. Daraus folgt im Rassendiskurs, dass die Brüste schwarzer Frauen für den seltsamen Klang ihrer Sprache verantwortlich sind. Ebenso ist in den damaligen Lehrbüchern der ästhetischen Chirurgie zum Thema Brustverkleinerung von der Brust als „Rassenmerkmal" die Rede. Für Joseph war es hauptsächlich eine Unterscheidung zwischen „schwarz" und „weiß", in anderen Diskussionen hingegen wurden Unterschiede zwischen Brüsten von Europäerinnen und anderen Rassentypen herausgearbeitet, so z.B. klassische Hängebrüste bei jüdischen Frauen. Die Brust wurde überdies als das Hauptunterscheidungsmerkmal zwischen Männern und Frauen verstanden, Brüste zu haben, beschrieb das Individuum als weiblich.

Die erste „moderne" Brustverkleinerung wurde 1897 von Alfred Pousson [1853 – unbekannt] durchgeführt und in Fachkreisen vom ästhetischen Standpunkt aus betrachtet als mittelmäßig kommentiert. Seine Technik war nicht gerade Narben sparend, die Beibehaltung einer natürlichen Brustform, sowie die Beibehaltung der Stillfunktion wurden zur damaligen

Zeit ebenfalls sekundär gehandelt. Die Brustwarze als erogene Zone des weiblichen Körpers wurde gar nicht diskutiert. Gleichzeitig stellte Poussons Wissen um das mittelmäßige Resultat eine Art Trendwende dar – man begann sich in Fachkreisen Gedanken über bessere, ästhetischere Lösungen zu machen. Der Maßstab war klar – ein Körper möglichst ohne Narben und eine erotische Brust. Vincenz Cerny [1842 – 1916] war der erste, der die Brustwarze nicht verwarf und transplantierte. So wirklich wurden erst im ersten Jahrzehnt des letzten Jahrhunderts, z.B. von Hippolyte Morestin und Eugen Holländer, ästhetische Brustverkleinerungsoperationen durchgeführt.

Die erotische Funktion der Brustwarze blieb allerdings nach wie vor ohne Erwähnung. Im Jahre 1922 wurde von Max Thorek eine Methode vorgestellt, in der die Erhaltung der Brustwarze einen wesentlichen Bestandteil der Methodik darstellte. Die Brustwarze sah danach allerdings nur aus wie eine Brustwarze, die Sensibilität ging verloren. Erst Jacques Joseph schlug eine 2-Etappen-Vorgehensweise vor und löste den Mamilla-Areolakomplex (Brustwarze und Warzenhof) vom Untergrund und brachte diesen nach der Gewebeentfernung als sog. freies Hauttransplantat wieder ein. Die Technik war Narben sparend, die Brust sah in ihrer Form „natürlich" aus, die Sensibilität der Brustwarzen ging aber ebenso verloren.

Das Aufkommen des Bildes der „modernen" Frau in den 1920er Jahren stellte einen Kontrapunkt zum kulturellen Verständnis (basierend auf dem Rassendenken) großer Brüste dar. Große Brüste galten als primitiv, lebensfrohe „moderne" Frauen, die Sport betrieben, tanzten, schwimmen gingen, unterzogen sich einer Brustverkleinerungsoperation. Gerade das Bild der sportlichen Frau stand für die „moderne" Frau, die nicht im Sinne der Fortpflanzung interpretiert wurde. Ebenso war die „moderne" Frau nicht Teil einer bestimmten Rasse, ihr Körper wurde nicht nach Rassenmerkmalen verstanden. Eine verheiratete Frau mit Kindern und Ehemann hatte gewissermaßen keinen Bedarf, ihre Brüste verkleinern zu lassen, weil sie hauptsächlich die traditionelle Rolle der Frau und Mutter verkörperte. Die Brustwarzen „moderner" Frauen standen nicht für das Stillen von Babys, sondern hatten erotische Bedeutung, gleichermaßen standen die Brustwarzen bei Frauen mit großen Brüsten lediglich für das Stillen. Große Brüste wurden auch nicht selten mit Übergewicht oder großen Bäuchen, einem weiteren „Rassenmerkmal", sondern auch mit „Modernisierungsverweigerung" assoziiert.

Das Thema Brustvergrößerung ist seit jeher eng mit der Brustwiederherstellung nach Krebs verbunden. „Zu" kleine Brüste wurden bis nach dem 2. Weltkrieg nicht als signifikantes, medizinisches Problem, das auch die Psyche in Mitleidenschaft ziehen konnte, verstanden. Dies hatte vor allem mit dem eingangs beschriebenen Typus der „modernen", sportlichen Frau zu tun, der dann allerdings von einer neuen „modernen" Frau abgelöst wurde, die große, schöne, aber keine hängenden Brüste hatte. Erst in den 1950er Jahren wurden „zu" kleine Brüste als medizinisches Problem anerkannt und als belastendes Problem für die Psyche verstanden.

Silikon wurde 1953 erstmals in Form von Injektionen zur Brustvergrößerung in den Körper eingebracht, die massive Risiken mit sich brachten (Abwanderung der injizierten Substanz, Infektionen, Verhärtungen, Silikonome etc.). 1962 wurden erstmals von Thomas Cronin und Frank Gerow mit Kochsalzlösung gefüllte Silikonkissen zur Brustvergrößerung implantiert. Mittel- und langfristige Probleme wie z. B. die Verhärtung des Gewebes rund um die Implantate (Kapselfibrose) wurden anfänglich ignoriert. Das Moratorium für Silikon-Brustprothesen sorgte in den 1990er Jahren weltweit für Aufregung und führte seitens der amerikanischen Gesundheitsbehörde FDA (Food and Drug Administration) zu einem Verbot von Silikongelgefüllten Implantaten. Mit Kochsalz gefüllte Implantate durften verwendet werden, Silikongel-gefüllte Implantate hingegen nur noch bei Brustwiederherstellungen nach Brustkrebs. Erst im Dezember 2006 wurden Silikongel-gefüllte Implantate in US-Amerika von der FDA wieder zugelassen.

Heutzutage sind die neuesten Silikongel-gefüllten Implantate derart weiterentwickelt, dass es nur bei ca. 2–4 % zu einer Kapselfibrose kommt. Mittlerweile leidet jede achte Frau an Brustkrebs. Eine Wiederherstellung der Brust nach Brustkrebs kann entweder mit Silikon-Implantaten oder mit körpereigenem Gewebe vorgenommen werden.

Es dauerte auch nicht lange, bis man begann, das Absinken der Brüste infolge des Alterungsprozesses als ästhetisches Problem zu interpretieren. Die sog.

Brusthebung oder Straffung stellt einen weiteren ästhetischen Eingriff im Bereich der Brüste dar.

Das erste Facelift (1901) und die erste Augenlidstraffung (1906)

Der erste Versuch, Alterserscheinungen im Gesicht operativ zu korrigieren, wurde 1901 vom Deutschen Eugen Holländer [1867–1932] unternommen. Gemäß seinen Aufzeichnungen, hatte seine Patientin, eine polnische Aristokratin, ziemlich konkrete Vorstellungen darüber, wie Nasolabialfalten oder Mundwinkel gestrafft werden sollten. Holländer entfernte Hautstücke hinter den Ohren und am Haaransatz, im Gegensatz zu ihm selbst war seine Patientin aber zufrieden. Die nächste dokumentierte Rhytidektomie (Gesichtsstraffung) stammte aus dem Jahr 1906 vom Deutschen Erich Lexer [1867–1937], ihm folgte 1907 der US-Amerikaner Charles Miller [1880–1950], der auch Verfahren zur Augenlidstraffung entwickelte, die 1906 bekannt wurden. Lexer & Miller beschränkten sich in ihren Faceliftings auf die Schläfen- und Ohrregion. Ab 1912 wurde diese Methode von der ersten weiblichen Schönheitschirurgin, der Französin Suzanne Noël [1878–1954], weiterentwickelt. 1926 publizierte Noël umfangreichere Hautentfernungen. Für mehr als 40 Jahre beschränkte sich das Facelift auf das ledigliche Spannen der Gesichtshaut. Erst 1973 beschrieb Vladimir Mitz eine neue Methode des Facelifts: Das SMAS (Superficial Muscular Aponeurotic System) war entdeckt. Dabei handelt es sich um eine bandartige, feste Struktur, die Teilen der mimischen Muskulatur als Ursprung und Ansatz dient. Bei der zweischichtigen Operation wird zunächst die Haut vom Untergrund abgehoben, danach das SMAS eingeschnitten, seinerseits vom darunterliegenden Gewebe abgehoben, gespannt und neu verankert. Anschließend wird die Haut unter leichter Spannung wieder angelegt und der Überschuss entfernt. Der für das klassische Facelift so typische Mimikverlust gehörte somit der Vergangenheit an.

Die erste operative Geschlechtsumwandlung (1920)

Die ersten chirurgischen Eingriffe zur operativen Geschlechtsumwandlung wurden in den 1920er Jahren von Ludwig Lévy-Lenz [1889–1976] und Felix Abraham [1901–1938] am Institut für Sexualwissenschaft von Magnus Hirschfeld [1868–1935] entwickelt. In erster Linie wandelte man männliche Geschlechtsteile zu äußeren weiblichen Geschlechtsteilen um. Die Fortpflanzungsfähigkeit blieb dabei klarerweise unberücksichtigt, Ziel war es, den äußerlichen Anschein weiblicher Genitalien zu erwecken und, deren sexuelle Stimulierbarkeit zu garantieren. Menschen, die bei der Geburt keinem der beiden „Standardgeschlechter" klar zugeordnet werden können, dürfen in der Geschlechtschirurgie nicht ausgelassen werden. Man unterscheidet zwischen biologischen Hermaphroditismus (Zwittrigkeit, Zwittertum) und Pseudo-Hermaphroditismus (Intersexualität). Die chirurgische Rekonstruktion nicht eindeutiger Genitalien meist zu weiblichen Genitalien hat eine lange Geschichte. Statistisch gibt es auch heute noch große Schwankungen hinsichtlich der Anzahl der als Hermaphroditen geborenen Babys von 1:2.000 bis hin zu 1:10.000.

Von der ersten Fettabsaugung (1929) zur ersten modernen Fettabsaugung (1982)

Die erste dokumentierte Fettabsaugung erfolgte im Jahre 1929 durch den Franzosen Charles Dujarier, sein Versuch endete jedoch mit einer Amputation des Unterschenkels. Bis in die 1970er Jahre war die Block-Lipektomie mit Hautresektion die klassische Methode gewesen Fettablagerungen aus Gesäß, Oberschenkel und Bauch zu entfernen. Auf diese Weise wurde Fettgewebe ebenso beseitigt wie überschüssige Haut. 1968 findet man in der Literatur den Begriff „Fett abschaben, Fett kürettieren" vom US-Amerikaner Tolbert Wilkinson. 1972 folgt der Deutsche Josef Schrudde, der 1977 als erster in Langenbecks Archiven der Chirurgie die Aspirationscurette beschreibt. Um 1975 treten bereits die Italiener Arpad (Vater) und Giorgio (Sohn) Fischer in Erscheinung. Beide gelten international als Väter der modernen Fettabsaugung. 1978 folgen die Schweizer Ulrich Kesselring und Victor Meyer, sie entwerfen eine scharfkantige Kürette, die Ergebnisse werden jedoch als unbefriedigend bezeichnet. Der nächste Meilenstein erfolgte durch den Franzosen Yves Gerárd Illouz [1982], der als erster die scharfe Kanüle durch eine stumpfe Kürette ersetzte und erstmals die „Wet-Technique" (das Operationsgebiet wird mit Flüssigkeit vorbehandelt) einführte. Seine erste Publikation im Jahre 1983 beschreibt bereits 3.000 Fälle.

Die erste Gesäßstraffung in den 1970er Jahren

Ausgehend vom europäischen Kolonialismus wurde das Gesäß verschiedener Kulturen in Form und Größe beschrieben und Bestandteil im Versuch der Klassifizierung von Rassen. Die Formel lautete: je größer, desto primitiver. Es verhält sich ähnlich wie im lange beschriebenen Fall der Nase – die kulturelle Annahme war, dass die Sexualität „primitiver" Rassen ebenso „primitiv" sein musste, als Beweis wurde die körperliche Konstitution angeführt, die die „wahre" Natur, den „wahren" Charakter repräsentiere. Seit dem 16. Jahrhundert wurden Frauen aus Süd-West-Afrika mit übertrieben großen Pobacken, einem sogenannten Fettsteiß (Steatopygie) und großen, dicken Lippen dargestellt. Einerseits ein großes Gesäß, andererseits ein schmales Becken. Die Faszination des Körpers schwarzer Frauen war auch im 19. Jahrhundert ein Thema, so analysierte beispielsweise der Pionier der Sexualwissenschaft Magnus Hirschfeld [1868–1935] den Körper schwarzer Frauen in Relation zur „normalen" Körperform. Ein breiteres Becken wurde als Zeichen des „Fortschritts" interpretiert, das schmale Becken der „Primitiven" als Beweis eines niedrigeren Status in der Hierarchie der Rassen. Das üppige Gesäß wurde als Versuch der Täuschung – bereits höher entwickelt zu sein – verstanden.

Freud gab mit seinen „Drei Abhandlungen zur Sexualtheorie" (1905) weiteren Anlass, das Gesäß (vgl. anale Phase bzw. Fixierung) zu diskutieren.

Wenn es um plastisch-ästhetische Chirurgie und Pobacken geht, ist das Ziel eigentlich immer deren sexuelle Attraktivität zu steigern. Gendertechnisch unterziehen sich nahezu ausschließlich Frauen einem Gesäß-Lifting (Body-Lift). Der Brasilianer Ivo Pitanguy [1926–] entwickelte in den 1970er Jahren eine Methode des Gesäß-Liftings, die weltweit Nachahmung und Abwandlung erfuhr. Dass ein Brasilianer diese Technik entwickelte, ist nicht weiter verwunderlich, zumal die ästhetische Chirurgie in Brasilien bereits mehr als 150 Jahre Geschichte bereithält. Brasilien, mit hunderten ausgebildeten ästhetischen Chirurgen, muss neben Argentinien und Südafrika als eine der Metropolen plastisch-ästhetischer Chirurgie angeführt werden. Methoden zur Konturenverbesserung (Bauch, Bein, Po), u.a. die Fettabsaugung um lästige Fettdepots verschwinden zu lassen, gehören in Brasilien oder Argentinien fast schon zum Alltag.

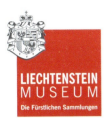

POMPEO GIROLAMO BATONI
Venus zeigt Aeneas die Waffen des Vulkan
1748, Detail

www.liechtensteinmuseum.at

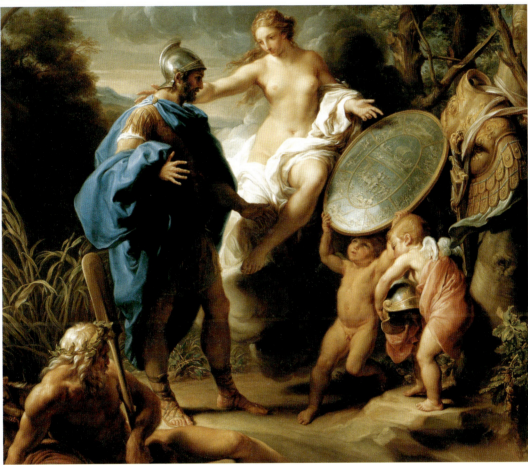

DAS LIECHTENSTEIN MUSEUM.
EIN ORT BAROCKER LEBENSLUST

Das LIECHTENSTEIN MUSEUM versteht sich als ein Ort der Lebenslust
und Sinnesfreude, an dem alle Kunstgattungen gemeinsam gezeigt werden.
Begleitet von erlesenen Konzerten erlebt der Besucher darüber hinaus jeden
Sonntag die Symbiose aus Musikgenuss und der Jahrhunderte alten Kunst-
sammlung mit Meisterwerken von Rubens, Rembrandt und Van Dyck.

LIECHTENSTEIN MUSEUM. Die Fürstlichen Sammlungen. Fürstengasse 1, 1090 Wien
Tel +43 (1) 319 57 67–252, info@liechtensteinmuseum.at

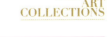

LGT – Die Bank des
Fürstenhauses von Liechtenstein.

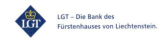

ELITE GROUP of Fine Art Dealers

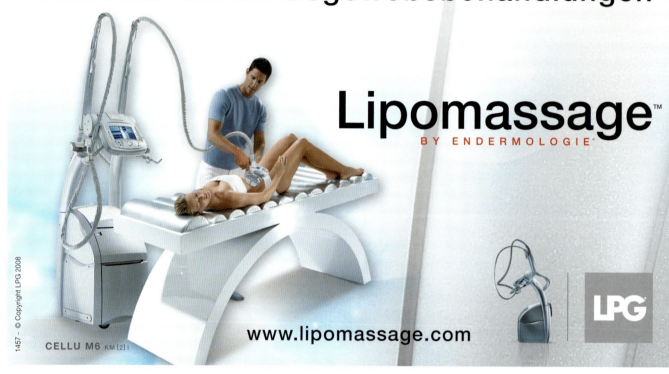
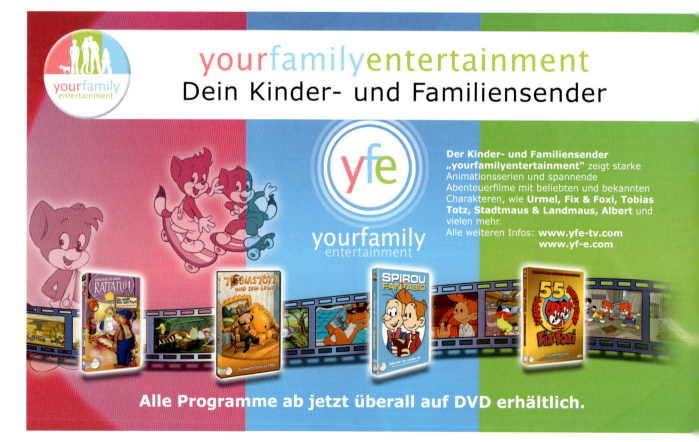

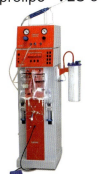
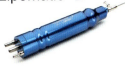
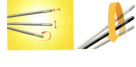
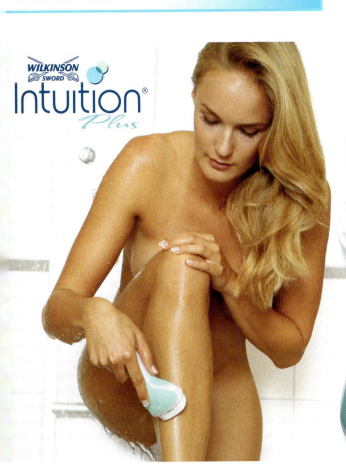
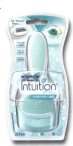

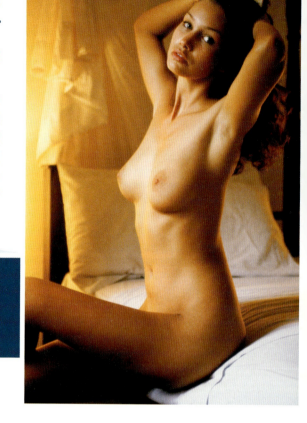
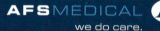

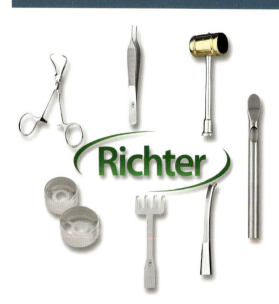
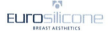

XVI
ANHANG

GLOSSAR, OPERATIVES SPEKTRUM, ALLE BÄNDE
AUF EINEN BLICK, KONTAKT

GLOSSAR

Ablaufdatum der Sterilität
Brustimplantate werden selbstverständlich steril
verpackt. Die Sterilität eines verpackten Implantates ist jedoch zeitlich begrenzt, und nach Über-
schreitung des „Ablaufdatums" darf ein Implantat nicht mehr in den Körper eingebracht werden.
Abgelaufene Implantate müssen vom Hersteller
zurückgenommen werden. Daher ist gerade bei
im Ausland durchgeführten Operationen auf das
Sterilitäts-Ablaufdatum zu achten.

Allgemeinanästhesie, Vollnarkose
Anästhesieform, bei welcher die Patientin tief
schläft. Je nach Notwendigkeit werden außerdem
ihre Reflexe unterdrückt und die Muskulatur ent-
spannt (relaxiert).Es gibt verschiedene Varianten
(Intubation, Larynxmaske, Maske etc.).

anatomische Implantate
tropfenförmige Brustimplantate, die im oberen
Bereich abgeflacht sind und auf diese Weise
der Form einer schönen weiblichen Brust nahe-
kommen seit 1994 am Markt.

Areolenasymmetrie
ungleich große Warzenhöfe. Während bei kleinen
Brüsten ungleich große Warzenhöfe durchaus
unbemerkt bleiben können, bewirkt die Brustvergrößerung eine starke Verdeutlichung des
Größenunterschiedes.

Axilla, axillär
Axilla ist der lateinische Name für Achsel bzw.
Achselhöhle. Als zur Achselhöhle gehörend bzw.
in ihr gelegen wird mit „axillär" bezeichnet. Bei
der Brustvergrößerung bezeichnet man mit „axil-
lärem Zugang" jene Methode, bei welcher die Implantate durch einen Schnitt in der Achselregion
eingebracht werden.

Blutbild
medizinische Untersuchung des Blutes. Diese
dient zur Vorbereitung einer Operation. Je nach
Umfang der Operation und in Abhängigkeit
davon, ob der Eingriff in Allgemein oder Lokalanästhesie erfolgt, muss ein „großes" oder ein
„kleines" Blutbild durchgeführt werden.

Depigmentation Warzenhof

Verlust von Hautpigment, Weißfärbung. Bei der Brustvergrößerung kann es sehr selten vorkommen, dass die Brustwarze aufgrund von zu starkem inneren Druck die Braunfärbung verliert.

Double-Bubble-Deformität

doppelt gewölbte Brust. Wenn Implantate unter dem Muskel platziert wurden, sinken sie auch nach Jahren nicht ab. Daher werden diese als „Buckel" erkennbar, wenn die über dem Muskel liegende Brust abgesunken ist. Diese bildet in der nunmehr tieferen Position den namensgebenden „zweiten Buckel".

Drainage

in der Wundhöhle liegende Schläuche, die durch ein kleines Loch in der Haut herausgeleitet werden und an eine Plastikflasche mit Unterdruck angeschlossen sind. Sie dient zum kontinuierlichen Abtransport von Blut und Wundsekret. Die Drainage wird dann entfernt, wenn die Flaschen entweder leer sind oder innerhalb der letzten 24 h nichts nachgekommen ist.

Eigenfetttransplantation

freier Transfer von körpereigenem Fett. Diese Form wird seit 1990 vermehrt in der Plastischen Chirurgie eingesetzt, um Volumendefizite zu korrigieren (z. B. Lippen, Augenringe etc.). Brustvergrößerungen mit Eigenfetttransplantationen sind wahrscheinlich innerhalb des nächsten Jahrzehntes fixer Bestandteil der Ästhetischen Chirurgie, derzeit jedoch noch in den Kinderschuhen.

EKG, Elektrokardiogramm

Untersuchungsmethode, bei welcher der Gesundheitszustand des Herzens geprüft wird. Es dient zur Vorbereitung einer Operation in Allgemeinanästhesie oder Sedoanalgesie (Kombination von Lokalanästhesie und Sedierungsmitteln).

Expander

lat. „expandere" = aufdehnen. In der Brustchirurgie werden Expander eingesetzt, um Haut aufzudehnen, wobei nach Erlangen einer ausreichend großen Fläche genügend Platz geschaffen wird, um ein Brustimplantat ohne zu große Spannung zu ummanteln.

FDA, Food and Drug Administration

Arzneimittelzulassungsbehörde der Vereinigten Staaten, dem Gesundheitsministerium unterstellt, 1927 gegründet. Die FDA kontrolliert die Sicherheit und Wirksamkeit von Human- und Tierarzneimitteln, biologischen Produkten, Medizinprodukten (dazu gehören Brustimplantate), Lebensmitteln und strahlenemittierenden Geräten in den USA – dies gilt für in den USA hergestellte sowie importierte Produkte.

Haltbarkeit (von Implantaten)

Moderne Implantate haben keine begrenzte Haltbarkeit und müssen daher nicht mehr – wie ältere Produkte – alle 10 Jahre gewechselt werden.

Hämatom

Bluterguss, Ansammlung von Blut außerhalb der Blutbahn im Gewebe. Es entsteht bei stumpfen Verletzungen (Zerplatzen kleinster Blutgefäße) oder bei Verletzung eines größeren Gefäßes.

Haptik

Lehre vom Tastsinn. Nach einer Brustvergrößerung ist die Art und Weise, wie sich die Brust anfühlt (Haptik), für die Natürlichkeit des Ergebnisses von entscheidender Bedeutung.

Hitze-Stress-Eiweiß

(engl. = heat shock protein – HSP) ist eine Ursache für die Kapselfibrose. In Abhängigkeit des Operationstraumas (starke Dehnung, Blutung etc.) schütten die Zellen des Wundbettes mehr oder weniger Hitze-Stress-Eiweiß aus, wogegen der Körper mit einer Autoimmunreaktion antwortet. Das Ergebnis ist die Kapselfibrose.

hypertrophe Narbe
überschießende, wulstartige Narbenbildung, die innerhalb der Grenzen der Schnittführung beschränkt bleibt (Gegensatz zu Narbenkeloid).

Implantat
Fremdkörper, der in den menschlichen Körper eingebracht wird. Bei der Brustvergrößerung spricht man korrekterweise von „Implantaten", weil „Prothesen" außen getragen werden.

Implantathersteller
Zu den wichtigsten Implantatherstellerfirmen zählen Eurosilicone, Mentor, Mc Ghan, CUI, Polytech Silimed, Bess Arion, Sebbin, Nagor (diese Aufzählung erhebt keinen Anspruch auf Vollständigkeit).

Implantathöhle
Raum, in welchen das Implantat eingebracht wird. Die Implantathöhle wird vom Operateur geschaffen und soll ganz genau mit den Außenmaßen des Implantates übereinstimmen.

Implantathülle
Material, das den Inhalt der Brustimplantate umhüllt. Diese Hülle ist bei allen Implantaten aus Silikon, kann aber verschieden beschichtet werden (Polyurethan, Silikon etc.).

Implantatpass
„Ausweis" der Brustimplantate. Jede Patientin muss von ihrem behandelnden Arzt dieses Dokument ausgehändigt bekommen, in welchem Datum der OP und die exakte Produktbeschreibung des verwendeten Implantates vermerkt sind.

Implantatrotation
Wird die Implantathöhle zu groß gemacht bzw. die operierte Brust nicht geschont, besteht die Gefahr, dass sich Implantate drehen. Rotierte anatomische Implantate sind erkennbar, zur Korrektur muss operiert werden.

Implantatruptur

Wenn die äußere Hülle eines Brustimplantates beschädigt ist, spricht man von einer Implantatruptur. Eine Implantatruptur ist insbesondere bei Implantaten mit kohäsivem Gel in der MR-Mammographie nicht immer erkennbar. Der Fachausdruck für das morphologische Substrat einer beschädigten Kapsel lautet „Linguini-Zeichen". Bei geringen Kapselfibrosen bewirkt die Schrumpfung der Kapsel eine Faltenbildung der Implantathülle, die in der Bildgebung leicht mit einem „Linguini-Zeichen" verwechselt wird.

Indikationsstellung

Festlegung der Gründe, die die Durchführung einer Operation rechtfertigen. Eine Operation ist dann indiziert, wenn sie vom behandelnden Arzt als medizinisch notwendig oder gerechtfertigt erachtet wird. Man spricht von der Operations-Indikation.

Infektion, pathogene

Keimbesiedlung mit krankheitsauslösenden Erregern (Bakterien). Sie erfordert die Verabreichung von Antibiotika und oft eine vorläufige Entfernung des Implantates.

Infektion, apathogene

Keimbesiedlung mit nicht-krankheitsauslösenden Erregern (Bakterien). Der häufigste apathogene Erreger ist Staphylococcus epidermidis, der u. a. Ursache einer Kapselfibrose sein kann.

ISO 9000 CE-zertifiziert

ist ein internationaler Qualitätsstandard. Wie bei allen Medizinprodukten sollte gerade bei der Verwendung von Brustimplantaten auf deren Eignung und Qualität geachtet werden. Sollten Sie sich im Ausland operieren lassen und das dort angebotene Produkt nicht kennen, vergewissern Sie sich unbedingt über dessen ISO 9000 Zertifizierung.

Intrakutannaht

Nahttechnik, bei welcher der Faden innerhalb der Haut geführt wird. In der Ästhetischen Chirurgie verwendet man Intrakutannähte, um besonders schöne und zarte Narben zu erzielen.

Kapsel, Kapselfibrose, Kapselfibroserate

Der Körper reagiert auf das Brustimplantat wie auf einen „Eindringling". Er bildet eine dünne Bindegewebeschicht (= Kapsel), um ihn vom übrigen Gewebe abzutrennen. Im Idealfall bleibt die Kapsel zart und dünn und ist nicht spürbar. In etwa 3–5 % der Fälle verdickt die Kapsel bzw. kann die Kapsel auch schrumpfen. Es entsteht eine Kapselfibrose. Die Kapselfibrosen werden in vier Stadien unterteilt (Baker I–IV).

Kapselsprengung

nicht mehr zeitgemäße, konservative Methode, eine Kapselfibrose zu behandeln. Bei fortgeschrittener Kapselfibrose (Baker III und IV) kann durch massiven äußeren Druck die rigide Kapsel mehrfach „gebrochen" werden. Obwohl die Fragmente nicht entfernt werden, fühlt sich die behandelte Brust nicht mehr so hart an wie vorher. Die Rezidivrate ist jedoch hoch (50 %).

Keloid, Narbenkeloid

überschießende, wulstartige oder sogar knotige Narbenbildung, die soweit fortgeschritten ist, dass die Grenzen der Schnittführung überschritten wurden (Gegensatz zu hypertropher Narbe).

Kochsalzlösung (NaCl-Lösung)

Wasser, dem Kochsalz mit einem Volumenanteil von 0,9 % beigemengt wird. Diese Konzentration entspricht der Volumenkonzentration der menschlichen Körperflüssigkeiten. Daher ist die Kochsalzlösung ein idealer Volumenersatz, weil sie beim Eintritt ins Gewebe völlig reaktionslos aufgenommen werden kann. Nach der Brustkrebsdiskussion in den USA in den 1990er Jahren wurden für die Brustvergrößerung nur noch kochsalzgefüllte Implantate zugelassen. Erst seit 2006 sind silikongelgefüllte Implantate in den USA wieder zugelassen.

kohäsiv

dickflüssig, zäh. Implantate mit kohäsivem Silikongel unterscheiden sich von solchen mit flüssigem Silikongel darin, dass bei Verletzung der Implantathülle der Inhalt nicht ausrinnt. Die Vernetzung der Silikonpartikel bei diesen modernen Fabrikaten lässt die Struktur des Implantates einem „Gummibärchen" ähneln. Die Form ist beständiger, und bei einer Verletzung der Hülle tritt kein Silikon aus.

konservativ

Im medizinischen Sprachgebrauch bedeutet konservativ nicht etwa das Gegenteil von progressiv oder modern. Gemeint ist vielmehr das Gegenteil von „operativ". Eine „konservative" Therapie ist also eine Therapie, bei der nicht operiert wird. Ebenso wird bei einer „konservativen" Maßnahme nichts in den menschlichen Körper eingebracht.

Kontaminierung, Kontamination

verseucht, infiziert, angesteckt. Brustimplantate können während der Operation durch das Hantieren mit krankheitsauslösenden oder nicht-krankheitsauslösenden Keimen kontaminiert werden.

Lungenröntgen, Thoraxröntgen

Röntgenuntersuchung der Lunge. Diese dient zur Vorbereitung einer Operation in Allgemeinanästhesie oder Sedoanalgesie. Sie kann bei Patientinnen unter 30 Jahren entfallen.

Mamma

Brust. Die Brust der Frau besteht aus Drüsenkörper (Glandula mammaria), Fettgewebe, Bindegewebssepten und Brustwarze (Mamilla; Papilla mammae) einschließlich Warzenhof (Areola).

Mammatubuläre Deformität

angeborene Formanomalie der weiblichen Brust. Charakteristisch sind die rüsselartige Form und die übergroßen Warzenhöfe. Keinesfalls darf eine mammatubuläre Deformität mit einer alleinigen Brustvergrößerung korrigiert werden.

Mamillen-Areola-Komplex
Brustwarzen-Warzenhof-Bereich.

Mammographie, konventionell
Röntgenuntersuchung der Brust, die zum Auf-
spüren bösartiger Geschwülste der Brust dient.
Die Trefferquote der konventionellen Mammographie liegt bei 50 %. Nach einer Brustvergrößerung kann die mammographische Untersuchung
problemlos durchgeführt werden.

Magnet-Resonanz-Mammographie (MR-Mammographie)
Untersuchungsmethode der Brust mittels Magnet-
Resonanz-Tomographen. Die Trefferquote der
MR-Mammographie für Brustkrebs liegt bei 90 %.
In Österreich ist die MR-Mammographie Chef-
arzt-pflichtig.

Mikrokalk
findet sich als Überrest abgestorbener Zellen.
Mikrokalk imponiert in der Mammographie als
helle, scharfkantige Flecken. Diese sind ein Hinweis (kein Beweis) für das mögliche Vorliegen von
Brustkrebs (Wahrscheinlichkeit 40 %).

Nekrose
örtlich begrenzter Gewebetod. Eine Hautnekrose
bezeichnet also ein abgestorbenes Hautareal.

OP-Freigabe, Operationsfreigabe
vom Internisten oder Allgemeinmediziner durchgeführte Untersuchung, um die körperliche Eignung der Patientin für die Operation zu prüfen.
Die OP-Freigabe wird nach Durchführung von
Lungenröntgen, Blutuntersuchung und EKG aus-
gestellt.

Pectoralis major, Pectoralis minor
großer und kleiner Brustmuskel. Die weibliche
Brust liegt auf dem Pectoralis major, dem großen
Brustmuskel. Der Pectoralis minor liegt unter
dem Pectoralis major und ist deutlich kleiner.
Wenn das Implantat „unter" dem Muskel eingebracht wird, liegt es zwischen Pectoralis major
und minor.

periareolär
Die Areola ist die medizinische Bezeichnung für
den Warzenhof. Man bezeichnet mit „periareolärem Zugang" jene Methode, bei welcher die Implantate durch einen Schnitt um den Warzenhof
in den Körper eingebracht werden.

Poland-Syndrom
eine angeborene Fehlbildung, die mit der Unterentwicklung einer Körperhälfte einhergeht und
in unterschiedlichsten Ausprägungsformen in
Erscheinung tritt. Wichtigstes Merkmal ist das
teilweise oder vollständige Fehlen des großen
Brustmuskels und der Brust.

Projektion
Im Zusammenhang mit Brustimplantaten versteht man unter Projektion die Strecke zwischen
Implantatboden und dessen Scheitelpunkt. Es
gibt Implantate mit geringer (sind eher flach) und
hoher Projektion (sind eher hoch). Die richtige
Auswahl entscheidet der Operateur im Gespräch
mit der Patientin anhand der gegebenen anatomischen Voraussetzungen.

p.s.-Heilung
steht für „per secundam-Heilung" (sekundäre
Wundheilung). Eine Wunde heilt unter anderem
dann p.s., wenn eine Infektion vorliegt, die Haut
der Wundränder geschädigt ist, die Wundränder
unter zu starker Spannung stehen oder wenn es
unmöglich ist, die Wunde zu verschließen. Die
Narben werden zumeist breit und auffällig.

Quadranten-Hypoplasie, -Aplasie
Die weibliche Brust wird in vier Abschnitte unterteilt, die als Quadranten bezeichnet werden. Es
gibt angeborene Fehlbildungen, bei welchen ein
oder mehrere Quadranten nur teilweise ausge-
bildet sind (Quadranten-Hypoplasie) oder aber
vollständig fehlen (Quadranten-Aplasie).

Rekonvaleszenz
Genesung, Genesungszeit.

Rezidiv
Ein Rezidiv ist das Wiederauftreten einer
Erkrankung (Rückfall).

Rippling
wellenförmige Verformung der Haut. Sie tritt
fast immer im inneren und oberen Bereich
vergrößerter Brüste auf (Dekolleté). Rippling
ist lageabhängig (verstärkt bei Beugung des
Oberkörpers) und tritt fast immer bei schlanken
Patientinnen mit sehr wenig Eigenbrust auf.

Serom
Ansammlung von Lymphflüssigkeit im Gewebe
außerhalb der Gefäße.

Silicone-Bleeding (Silikon-Schwitzen)
langsamer Austritt von Silikon durch die intakte
Implantathülle. Legt man ein Brustimplantat auf
ein Löschpapier, so bemerkt man bereits nach
einigen Stunden, dass das Papier eine fettige Substanz aufgenommen hat. Dies kommt auch bei intakter und ISO 9000 zertifizierter Markenware vor.

Silikongranulome, Silikonome
bindegewebige Reaktion des Körpers auf freies
Silikon im Gewebe. Silikonome entstehen, wenn
flüssiges Silikongel austritt und in das Gewebe
gelangt (mitunter hart und schmerzhaft).

Snoopy-Busen
im englischen Sprachgebrauch wird die Bezeichnung Snoopy-Busen verwirrenderweise für
mehrere Formanomalien der weiblichen Brust
verwendet.

Stammzellen
Körperzellen, die sich in einer frühen Entwick-
lungsstufe befinden und die sich in jede Körper-
zelle ausdifferenzieren können. Derzeit werden
intensive Forschungen auf diesem Gebiet betrieben, um die Einheilungsrate nach Eigenfetttransplantationen zu erhöhen.

Stütz-BH

Büstenhalter, ähnlich einem Sport-BH, mit breiten Trägern und straffem Gurt, der nach einer Brustvergrößerung für etwa vier bis fünf Wochen getragen werden soll.

subkutan

unter der Haut gelegen.

submammär

Die Submammärfalte ist die medizinische Bezeichnung für die Unterbrustfalte (sub = unter, mamma = Brust). Man bezeichnet mit „submammärem Zugang" jene Methode, bei welcher die Implantate durch einen Schnitt in der Unterbrustfalte in den Körper eingebracht werden.

Tape-Verband

besonders elastischer, klebender Verband, der knapp um die operierte Brust gelegt wird, um eine Drehung bzw. Verschiebung des Implantates zu verhindern. Er wird nach fünf bis sechs Tagen gegen einen straff sitzenden Stütz-BH ausgewechselt.

texturiert

Man spricht von „texturierter" Oberfläche, wenn die Implantathülle mit einer oberflächenvergrößernden Schicht versetzt wird, die sich rau bzw. pelzig anfühlt. Texturierte Implantate gibt es seit 1994. Sie sollen die Kapselfibroserate herabsetzen. Davor wurden nur glatte Implantate produziert, die es nach wie vor gibt.

Trauma

kommt aus dem Griechischen und bedeutet „Wunde"; wird in der Medizin für „Verletzung" verwendet, oft auch für die Folgen einer Gewalteinwirkung.

traumatisch

verletzend, siehe Trauma.

Weichteilmantel, Ummantelung

Im Zusammenhang mit der Brustvergrößerung ist mit einem Weichteilmantel jenes Gewebe gemeint, das das Implantat umhüllt. Für ein natürliches Ergebnis muss der Weichteilmantel ausreichend dick und groß sein, damit die Ränder des Implantates nicht erkannt werden.

Wundheilungsstörung

Ausbleiben der primären (= sofortigen) Wundheilung. Es gibt viele verschiedene Ursachen, die das primäre Abheilen einer Operationswunde verzögern oder verhindern. Dazu gehören Infektionen (Bakterienbesiedelung), schlechte Durchblutung der Wundränder etc.

Z-Plastik

in der Plastischen Chirurgie sehr häufig verwendete Technik zur Umlegung von Spannungsverhältnissen nach Operationen. Dabei werden zwei dreiecksförmige Hautzipfel gebildet und gegeneinander rotiert. Es resultiert eine Z-förmige Narbe, die die Hautspannung auf mehrere Vektoren aufteilt und so das Auftreten hypertropher Narben verhindern kann.

OPERATIVES SPEKTRUM
UNIV.-PROF. DR. EDVIN R. TURKOF

Ästhetische Chirurgie

GESICHT
- **Korrektur des alternden Gesichts**
  Stirn-Lift, Midface-Lift, Wangen-Lift, Hals-Lift, kombinierte Eingriffe
- **Augen**
  Korrektur der Oberlider, Korrektur der Unterlider,
  Korrektur abgesunkener Augenbrauen, Korrektur der Tränensäcke,
  Korrektur der Augenringe, kombinierte Eingriffe
- **Ohren**
  Korrektur abstehender Ohren, Korrektur abstehender Ohrläppchen,
  Korrektur angeborener Fehlbildungen
- **Nase**
  ästhetische und funktionelle Korrekturen
- **Kinn**
  Korrektur des fliehenden und des vorstehenden Kinns
- **Lippen**
  Lippenvergrößerung und Korrektur von Asymmetrien

BRUST
- Vergrößerung
- Verkleinerung
- Straffung (Hebung)
- Korrektur angeborener Fehlbildungen
- Gynäkomastie (Brustbildung beim Mann)

STRAFFUNGEN
- Bauchdecke
- Oberschenkel
- Oberarme
- Body-Lift (Gesäß, Hüfte & Bauch)

FETTABSAUGUNG (LIPOSUCTION)
- an allen Körperregionen möglich

FALTENBEHANDLUNG
- Botox
- Eigenfettunterspritzungen
- Peelings
- Filler

Rekonstruktive Chirurgie

- Wiederherstellung der weiblichen Brust nach Krebsoperation
- Wiederherstellung der für die Erektion verantwortlichen Nerven
  nach radikaler Prostataoperation
- Narbenkorrektur
- Defektdeckungen nach Verletzungen
- Korrekturen von Verbrennungsnarben
- Lappenplastiken

Mikrochirurgie

- Intraoperative Elektroneurodiagnostik
- Freie, mikrochirurgische Lappenplastiken
- Lymphgefäßtransplantation und Lymphgefäßtransfer
  zur Korrektur von sekundären Lymphödemen
- Wiederherstellung von Nervendefekten mit mikrochirurgischer
  Nerventransplantation
- Mikrochirurgische Gefäßnähte und Gefäßrekonstruktionen

Handchirurgie

- Korrektur angeborener Fehlbildungen
- Kompressionssyndrome
- Verletzungen

Chirurgie der peripheren Nerven

- Diabetische Neuropathie
- Engpasssyndrome
- Chronische Schmerzen

ALLE BÄNDE
AUF EINEN BLICK

* Erscheinung bis Frühjahr 2009

KONTAKT

Ordination Univ.-Prof. Dr. Edvin Turkof
Rahlgasse 1
A-1060 Wien

Terminvereinbarung & Information
Montag bis Freitag von 9.00 bis 19.00 Uhr

TEL.:   +43 (01) 587 00 00
MAIL: dr.edvin@turkof.com
WEB: www.turkof.com